改訂版

〈生き生きライフ道しるべ〉

あいうえお健康法

本文イラスト　小林民恵・朱実
表紙デザイン　新野紀子

（もくじ）

はじめに

「こんにちは、お元気ですか」

こんなあいさつ言葉にもあらわれているように、健康はみんなの願いであり、関心事だと思います。

人の集まる所で話題になることも、知人の病気のことや、自分の体の調子のことなどが多いと思います。

また、各種のアンケート調査でも、今日、私たちの間で、自分自身と家族の健康はもっとも関心があり、不安材料ともなっていることが示されています。

ところで、健康っていったいどんなことなのでしょうか。

なぜ今、これだけ関心が高まっているのでしょうか。

健康は、空気や水のように、失なわれてはじめてありがたさがわかるようなものだと思いますが、これだけ多くの人たちが関心を持っているということは、裏をかえせば、今、健康が損なわれ、失なわれているからではないでしょうか。

世界保健機構（ＷＨＯ）では、健康を次のように定義づけています。
「健康とは、身体的、精神的および社会的に良好な状態であって、単に病気がないとか、虚弱でないということだけではない。」と。

この定義に照らして見たとき、完全に健康な人はいったいどれだけいるでしょうか。ひょっとしたら、ひとりもいないのではないかとさえ思われます。

なぜならば、今、地球上には、地球のすべての生物を何度となく殺しきって、余りあるほどの原水爆がわれわれ人類の手で作られ、貯えられてしまっているからです。これは全人類に生命の危険を感じさせるものとして存在しているにちがいありません。

このような状況のもとで、今すぐ完全な健康はたとえ無理であっても、より健康になりたいという望みは、みんなあると思います。

どうしたらより健康になれるか、いっしょに考えてみましょう。

この本では、覚えやすく、生活の中にすんなりとはいっていけるように、標語風にまとめてみました。

どこでも好きなところから読んでみてください。私は〈もくじ〉を暗記すれば呆《ぼ》け防止に役立つと思い、ひまさえあ自分でやってみていますが、自分で書いたにもかかわらず、どれか思い出せず、ガックリすることしばしばです。

どうぞみなさんもお試しください。そして、この中になにか一つでもためになったとお感じいただけるならば、この上ない幸せと思います。

ち　血も肉も毎日の食べ物から

――栄養と吸収

「さあ、ごはんにしようか」……。

ちょっとまって！　私たちは、どうしてごはんを毎日食べているのでしょうか。

ごはんの時間になったから食べる、おなかがすいたから食べる。おいしいものを食べたいから食べる。食べないと健康に悪いから食べる。食べないと親や先生に叱られるから食べる……。

みなさんはどうですか？　なぜ食べるかなんて考えてみたこともない、という方が多いのではないでしょうか。

私たちにとって、食べるということは本能的なことだからです。私たちの体は、外から必要なものを補って、成長し、生きつづけています。それは空気、水、栄養などです。

みなさんは、食べ物が体の中でどうなっていくのだろうか、不思議に思ったことはありませんか？

小学校や中学校で、食べ物の消化や吸収のことを教わったと思います。私はその当時は、あまり深く理解できず、医学部の勉強でさえも、食べ物と体のかかわりが頭の中でしかとらえられていなかったように思います。

私が食べ物と体の関係をはじめて実感できたのは、長女を出産して二か月目のことでした。長女は、産休にはいって一週間足らずで生まれ、体重も二、六二〇グラムの未熟児に近い状態でした。新生児黄疸《おうだん》も強く、哺乳力も弱くて、生まれて一週間で体重はさらに減ってしまい、とても不安でした。

なんとか母乳で育てたいという願いが強かったため、少しでもむだなくわが子に乳を与えたいと思い、娘がもうこれ以上、自分では乳を吸えないと見てとるや、その都度、あまったお乳をしぼって冷蔵庫に入れておき、間にそれをあたためて飲ませてしまっていたのでした。今から思えば、なんとばかなことをしていたかとくやまれますが、当時は夢中で、そのため手もしびれ、激痛を感ずることもしばしばだったのでした。

また、母乳を多く出そうと思い、成分が似ていそうな牛乳をがぶ飲みした覚えもありますが、牛乳はいくら飲んでも人乳にはならず、結局、自分の下腹が出てくるばかりでした。

生後一か月の間、娘は必死で母乳を飲もうとし、飲み終えると、それはそれは安らかな満ちたりた菩薩のような顔に見えました。私もその一瞬はどこの母親もあじわっているであろう幸福感を感ずることができたのですが、しばらくするとある種の不安がまた頭をもたげます。

なんだかこの子はぜんぜん大きくなっていないみたいだ。腕や足などは今にもポキンと折れそうで、ふつうの赤ちゃんのようなふっくらしたところが見られない。……でも生まれが小さかったから仕方がない。こんなものか……と自分をなぐさめ、なんとか母乳だけで育てていることに対する一種の自己満足感を覚えてさえいました。

ところが一か月目の乳児健診の日、私は崖っぷちから突き落されたような、目の前が真っくらになるようなショックを受けました。一か月たったわが子の体重は、たった二〇〇グラムしか増えていなかったのです。

保健婦さんから「母乳不足だから混合栄養にするように」と指導されたのです。小児科医の夫からも、「あんたに母乳不足だからミルクを足したら、とはとてもいい出せなかった。いったって聞いてくれなかっただろうから、じっとこらえていたんだよ」といわれ、自分のばかさかげんを思い知らされました。

その日からさっそくミルクを補うことにしました。母乳を飲み終えた後にミルクを飲ませたところ、なんと今まで飲んでいたと推定できる量のちょうど倍の量を飲みほしてしまったのでした。そしてその結果、みるみる肥《ふと》りだし、一か月で二倍の体重となりました。アゴも二重アゴとなり弥勒《みろく》菩薩の姿ではなく、たくましさ、図太さがついてきました。

今までは生命の維持に必要なぎりぎりの量のおっぱいしか与えられていなかったのだ。それでも満足そうな顔を見せてくれていたわが娘に、私の熱い涙がこぼれ落ちました。と同時に、この硬い缶の中の白いサラサラした粉と、わが娘のみずみずしいピチピチした姿を見くらべていたのです。

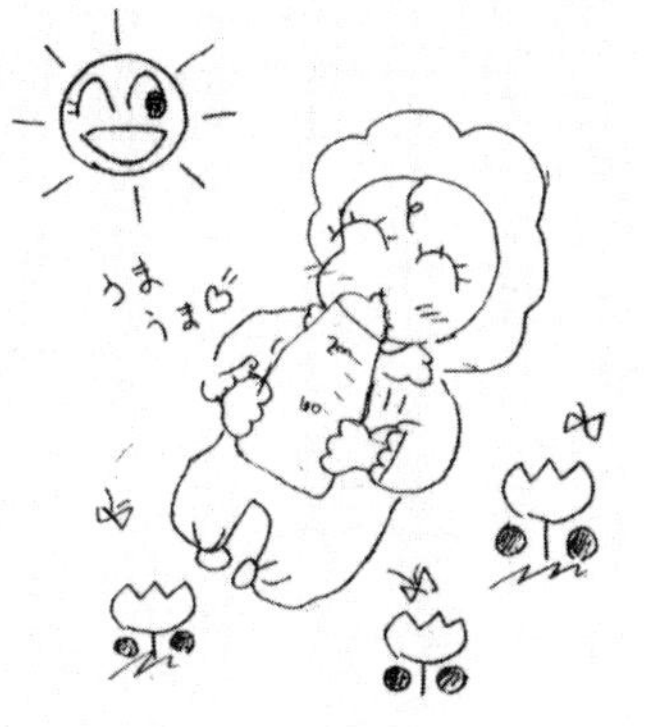

このとき、食べ物と生き物の関係が感覚的に私の中にすっとはいってきたようでした。無生物から生物になる。ミルクを人形に飲ませてもなにも変わらないのに、人形よりも小さな細い娘がミルクを飲んで、こんなに大きくなった。この生命力のすばらしさ!
この粉は、いったいこの子の体の中でどうなったのだろう。こうして体の中にはいれば、ミルクはミルクのままではない。

ミルクは唾液、胃液、腸液、膵《すい》液などの消化酵素《こうそ》によってアミノ酸・ガラクトーゼ・ブドウ糖・脂肪酸・グリセリン・各種ビタミン・ミネラルなどに分解（消化）され、それぞれ腸管壁などから吸収されて血管・リンパ管を通って体内に運ばれ、生命現象を維持するために必要な熱やエネルギーとなったり、アミノ酸がもう一度新しく組みかえられて、娘独自の蛋白《たんぱく》質が作られ、生命現象をつかさどる様々な酵素や筋肉や血液となっていくのだ（どんな種類の蛋白質も、アミノ酸が種々に組み合わさってできているのです）。

こうなったら、もう単なる物質ではなくなっている。生命体にしっかり組みこまれているのです。ミルクにかぎらず、私たちが毎日食べている食べ物は、みんな同じようなぐあいに私たちの体の一部を作り、生命の営みを維持させているのです。

え　栄養のバランスとって　腹八分目

――今日の栄養失調

毎日食べているものが私たちの体を作っていることはさきに述べましたが、私たちが食べているものはみんなそれぞれたいへん異なっています。人種によっても、地域的にもかなり異なるし、個人差もたいへん大きいと思います。

豚肉を食べても、牛肉を食べても、トリ肉を食べても人間の肉になる。母乳で育てても、粉ミルクで育ててもヒトの子はヒトの子、米を主食にしていても、ジャガイモやトウモロコシを主食にしていても外見上、なにもかわらない。

人の姿を見て、なにを食べて生きているかはほとんどわからないのは、いったいなぜでしょうか。みなさんはこんな疑問を持ったことはありませんか?　きっと多くの人々がこんなことを疑問に思ったことでしょう。

そして色々な食べ物を詳しく調べて、今ではたいへん多くの食べ物がどのような成分からなっているのか、また、それらが消化されるとどのようなものに変わっていくのか、どのくらい吸収されるのか、体の中でどんな働きをしているのか研究され、わかってきたのだと思います。

今では、数かぎりないほどある食べ物も、私たちの体の中にはいって消化されれば、何種類かの同一物質（成分）に分解されて吸収されるのだということがわかり、食べるときは多種多様でも、結局は同一系統のものが多いということになるのです。

たとえば炭水化物が主な食品、蛋白質に富んだ食品、脂肪が主な食品、ビタミンやミネラルを主に補給する食品などというぐあいに、おおまかに食品を分類してとりあつかうことができるのです。

このおおまかな分類を知らないと、かりに一日三〇種類の食品を食べる必要があるからということで、一生けんめい三〇品物食べたとしても、どれも同じ分類にはいっているものばかりだったとしたら、けっして栄養のバランスはとれているとはいえないのです。

今日、体調の異常と食べ物との関係があまり強調されすぎて、あれを食べてはいけない、これを食べてはいけない、あれがよい、これがよいと一つひとつこだわりすぎている傾向が生まれ、その結果、よけいに食べ物の種類がかぎられてしまって、弊害《へいがい》を生んでしまっているのではないだろうか、とさえ私には感じられます。

戦前、戦後の食糧事情の悪かった時期は、食べられるものはなんでも食べざるをえなかったことでしょう。栄養のバランスなどということは考えてはいられなかったと思いますが、幸いにしてなんでも食べざるをえなかった結果、栄養のバランスは思ったよりとれていたのではないでしょうか。

麦飯、キビ、アワ飯、すいとん、野菜類など、今でこそ、その価値が見直されてきていますが、当時は、それしか食べるものがなかったのでした。

今日、私たちのまわりには食べ物があふれています。冷蔵庫を開ければいつでも食べ物がはいっています。お店に行けば好きなものが買える。これがあたりまえになっています。そのため、なにを食べるかは、その人の考え一つで決まってしまいます。

おいしいから食べる、好きだから食べる、楽だから食べるという食べ方をしていると、どうしても限られたものしか食べなくなりがちです。たとえ健康によいとされているものでも、毎日同じものしか食べていなかったら、問題が出てきてしまうでしょう。栄養は、そのバランスをとることがとても大切なのです。

木の桶《おけ》にたとえていうならば、それぞれの栄養素（炭水化物・蛋白質・脂肪・ビタミン・ミネラルなど）はそれぞれの板に相当し、桶に水をくむ場合、どれか一枚の板が短かければ水はその一番短い板の深さしかたまりません。

栄養も同じで、なにかの栄養素が足りないと、他のものをどんなにたくさんとっていても栄養失調状態となり、体調は崩れてきてしまいます。

ある独身男性はインスタントラーメンが大好きで、明けても暮れてもそればかり食べていました。すると、だんだん仕事をしていても疲れがたまってきて、顔も青白くなってきました。そのうちに顔や手足にもむくみが出てきて、動悸も感じられるようになってきました。

仕事もつづけられず家で寝たり起きたりとなってしまいましたが、お湯さえあれば食べられるインスタントラーメンを世紀の傑作だと賞して相変らずすすっていました。そしてしだいに寝ているのも苦しくなり、とうとう病院へ運びこまれました。

ひどい心不全状態でした。貧血も強く、健康人の三分の一近くの血の薄さです。血液中の蛋白質の量も極端に減って、これでよく生きていたとびっくりするほどでした。ひょっとしたらこの人は宇宙人では？　と疑ったほどの値だったのです。好きなもので、楽なものを毎日食べつづけていた結果が、このありさまでした。

そうです。栄養失調状態だったのです。脚気《かっけ》による心不全と、貧血と低蛋白血症による全身のむくみはすさまじいものでした。さっそく入院して病院給食を食べはじめると、みるみる症状は改善しました。

昔は脚気という病気は多かったようですが、今どきめったに見かけません。それは、普通に食餌《じ》をしていればビタミンB_1類も自然に必要量補われて、ビタミンB_1欠乏症である脚

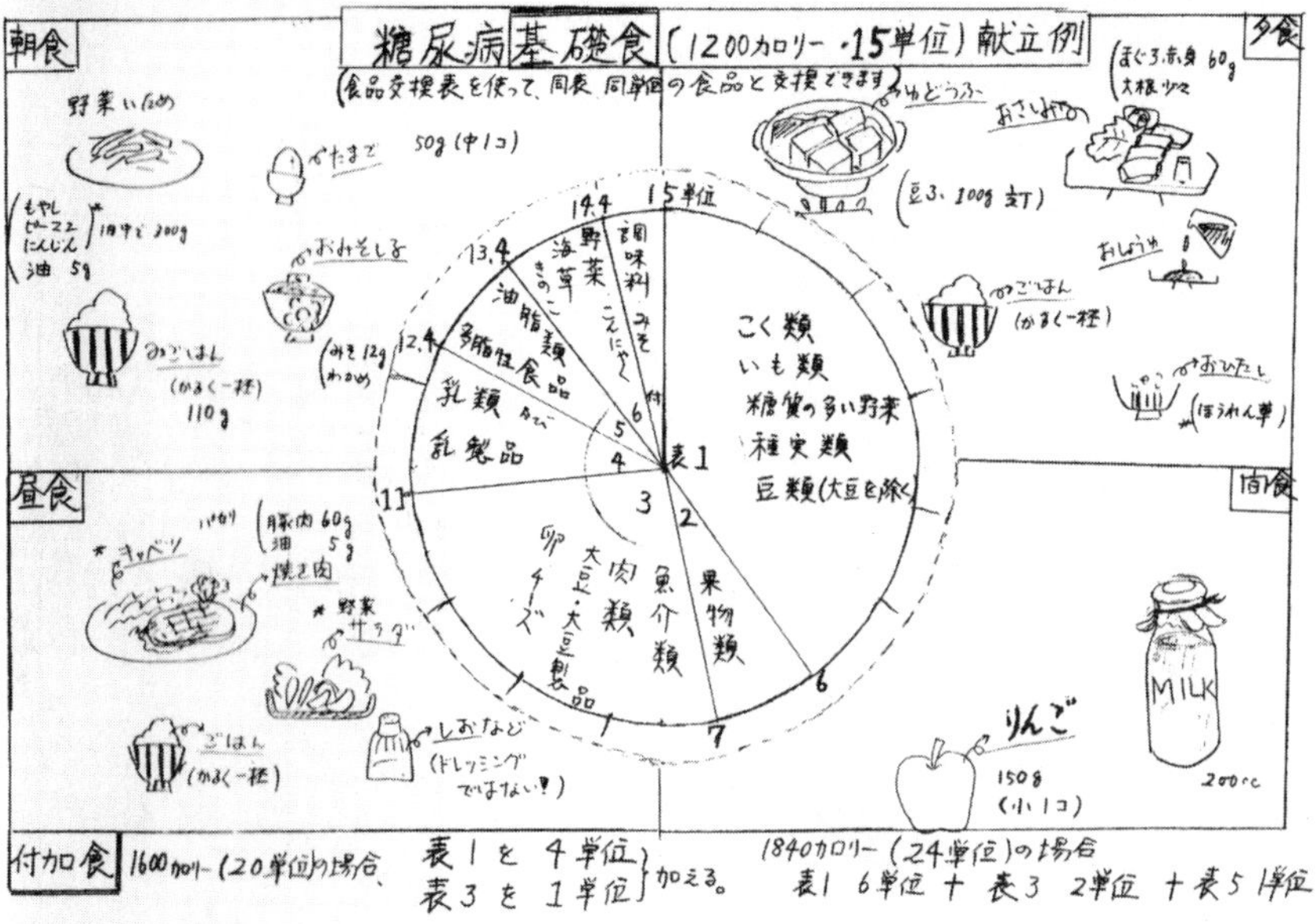

気などにならないのですが、食べ物がありあまっている時代でも、食生活に無関心にしていれば、インスタントラーメン男性のようなこともあるのです。そこまでひどくならなくても、いつの間にかなんらかの栄養素が慢性的に不足した状態となっていて、体調を崩している人が多いのではないでしょうか。

　毎日三〇種類以上の食品を食べるようにすすめられていますが、なかなかたいへんなことのようです。しかし、その気になればできるもので、保存食を利用したり冷凍庫をうまく利用して、多く作ったものをわけて保存しておいて、その都度利用するとよいようです。野菜もそれぞれ一種類にかぞえられますので、自宅のまわりで少しずつでも作れるとよいですね。

簡易交換表

1単位(80カロリー)の重さや量のめやすを示す

( )内は皮付き

表 1	めし50g 軽く½杯	ゆでうどん80g 1玉の¼	食パン30g 6枚切½枚	じゃが芋110g 玉子大2コ	カボチャ90g 5cm角2切
	もち35g 6×4×1cm大	うずら煮豆30g 大さじ2杯	クラッカー20g 薄いの10枚	さつま芋60g 中⅓個	小麦粉20g 大さじ3杯
表 2	ミカン200g 中2コ(300g)	リンゴ150g 小1コ(180g)	バナナ100g 中1本(160g)	スイカ200g 中⅛切(420g)	いちご 250g
表 3	あじ60g 中1尾(110g)	とり肉60g ささみ2本	豆ふ100g パック½丁	玉子50g 中1コ	納豆½包 40g
	さけ10g ½切	カマボコ80g	チーズ20g 6Pチーズ1コ	油あげ20g	いか100g ⅓ぱい
	白子干40g ⅔カップ	いわしめざし 中2尾 30g	うなぎのかばやき 30g ½串	あさり150g むきみ⅔杯	牛肉、豚肉 もも、ひれ 60g

表 4	牛乳140cc 1本は1.4単位(200cc)	ヨーグルト100cc 1本	脱脂粉乳 20g 大さじ4杯		
表 5	植物油10g 大さじ1杯	バター マーガリン10g	マヨネーズ15g 大さじ1杯	ピーナツ (中20粒位)	豚バラ肉 20g
	ベーコン20g	ポテトチップ15g			
表 6	有色・白色野菜 (1日300gは食べましょう)	きのこ類	海草類	こんにゃく	

付録 みそ、1杯分12g (0.3単位) 常用量

① さとう小さじ2杯8g) 1日に使える量

② アイスクリーム40g、カステラ25g、ジュース160cc、ヤクルト100cc
大福もち35g中½コ、チョコレート15g、キャラメル20g (4コ)、せんべい20g 5cm角3枚
シュークリーム 30g・小1個

(付録②は、ふとりすぎの人はできるだけさけて下さい。

食品交換表の使い方

①まず、基礎食のメニュー例を頭に入れておく。

②次に、標準体重と労働の程度から自分に最も適した一日の総エネルギーを決める。

③②と基礎食との差を付加食として各々の表に分配して追加し、各表ごとの単位数を頭に入れておく。

④自分の食べたいものを③と照らしあわせ、同じ表で同じ単位数になるように食品を選んで交換して、あたらしくメニューを決める

基礎食とは 人間が生きていくために必要な最低のエネルギー量は1分間に約0.83Kcalとされていますが、それを一日に換算すると約1200Kcalとなります。これは静かに休んでいる時でも心臓や呼吸器の運動体温の維持などに費やされるものですので毎日最低これだけは補わなければならない食餌の量といってよいでしょう。

重労働(炭坑人・大工・左官・とび職など)……標準体重1kgあたり40Kcal
中等労働(農林漁業に従事中の人)…………標準体重1kgあたり35Kcal
軽労働(サラリーマン・主婦・医師・教師・店員・工員・運転手など)…標準体重1kgあたり30Kcal

三〇種類の内わけが大事なことをお話しましたが、そこで食品の分類を頭に入れておくことが必要になってきます。ラーメンやごはんに、おじゃがの煮っころがしに、煮豆のおかずで、おやつに菓子を食べて無果汁のジュースを飲んで、昼はそうめんにイモとレンコンのてんぷらを食べて、三時のおやつにトウモロコシを……というように、かりに食べたとすると、栄養のバランスはどうなっているでしょうか。

簡易交換表、基礎食献立表で見てもらえばおわかりのように、これらはほとんど全部、炭水化物と油で、カロリー源だけとなっています。

こんな極端ではないにしても、知らずに考えずに食餌を作ったり食べたりしているとこういうことになりかねませんので、大ざっぱに食品の分類やそのとり方のめやすを簡易交換表、基礎食献立例にまとめてみましたので、利用してください。さらに詳しくは、食品交換表を利用されることをおすすめします。

これは、糖尿病の人の食事指導用に作られたものです。糖尿病食はすなわち健康食と考えられることと、比較的簡単で利用しやすいため、おすすめするものです。

〔資料〕糖尿病治療のための食品交換表（日本糖尿病協会三〇九円）

む　胸いっぱい吸ってはいて　きれいな空気

――大気汚染と公害

食べ物は、最終的には自分の意志で口のなかに入れて飲みこみますが、空気はたとえ汚れていようと有害であろうとも吸わされてしまいます。

限られた空間の汚れのみでしたら、たとえばタバコ吸いのそばによらないなどという自衛策も可能かもしれませんが、広い地域全体の空気が汚れていたらどうなるでしょう。

みなさんは大気汚染のひどいところに住んでいたり、通ったことはありませんか。

私はかつて、大気汚染地域に指定されていたころの富士市を通ったときに、必ず鼻を突き刺すような臭いを感じていました。

はじめのころは、だれかがおならをしたのかなと思っていましたが、二度三度と同じ場所を通るころになると、同じ臭いがしてきて、はじめて「ああ、これは富士の大気汚染なのだ」とわかりました。富士市を通りぬける一〇～一五分ほどの間、臭いつづけています。

日本一の富士山のふもとのすばらしいところのはずが、この悪臭じゃ、ずっとここに住ん

大気汚染の呼吸機能への影響

汚染物	発生源	影響
アンモニア	化学工業、色素製造、肥料	刺激臭、上気道炎
一酸化炭素	ガソリン車排気	赤血球の酸素運搬能↓
塩素	木綿、小麦粉の漂白、その他化学工業	気道、眼粘膜刺激、肺水腫
硫化水素	石油精製、化学工業	卵の腐敗臭、はきけ、粘膜刺激
窒素酸化物	自動車排気ガス	気道セン毛運動↓、中枢神経障害
二酸化硫黄	石炭、石油燃焼	気道狭塞、頭痛、嘔吐、呼吸器疾患
浮遊微粒子	焼却炉、ほとんどすべての製造業	呼吸器疾患、眼刺激、肺ガン
アルデハイド	脂肪、油、グリセリンの熱分解	鼻気道の刺激

亜硫酸ガスの健康への影響

(アメリカ政府調べ)
(公害列島日本より)

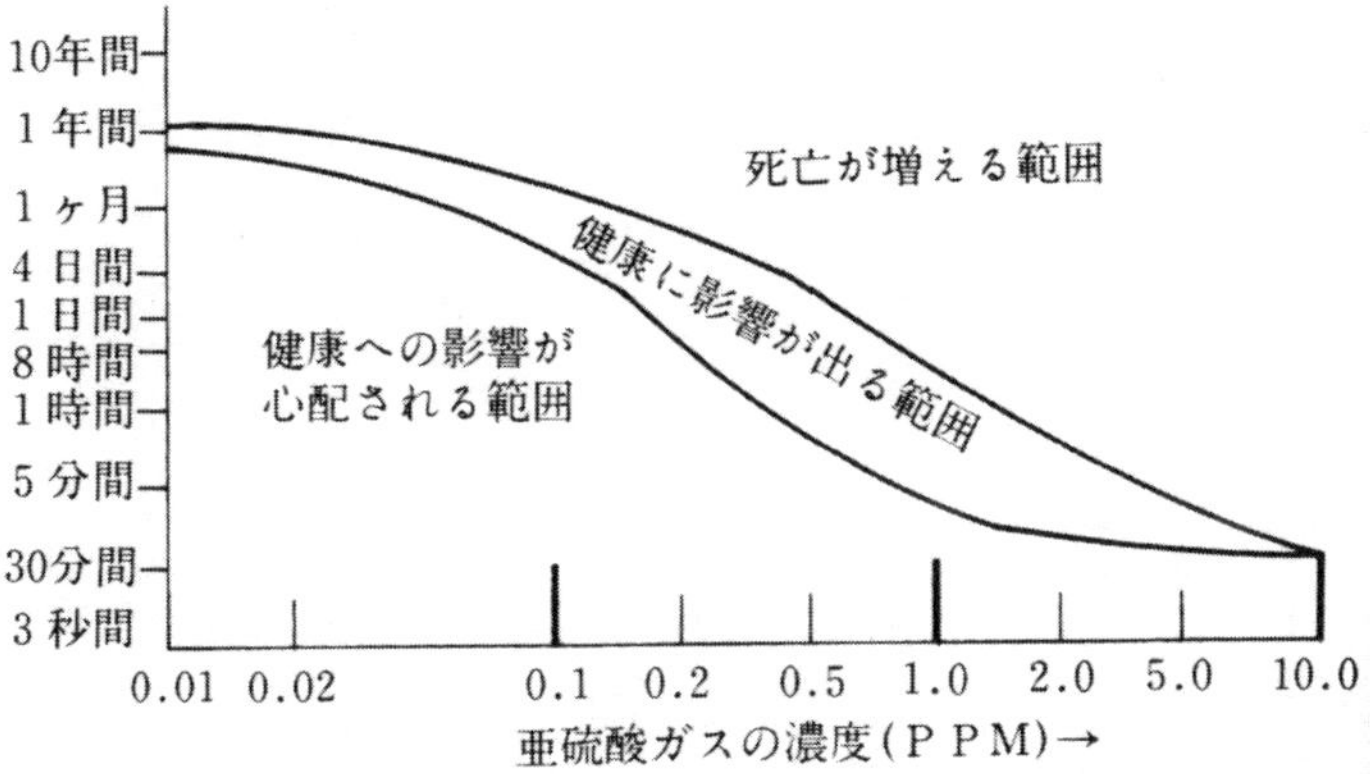

一酸化炭素(CO)の人体への影響 (米国厚生省1966)

濃度(ppm)	暴露時間	人体への影響など
5	20分	高次神経系反射作用の変化
5～30		通常の大都市の平均レベル
30	8時間以上	視覚、精神機能の障害(COヘモグロビン5%)
70～100		大都市における最大レベル
200	2～4時間	前頭部頭重、軽度の頭痛
500	2～4時間	激しい頭痛、悪心、脱力感、視力障害、虚脱
1000	2～3時間	頻脈、けいれんを伴う失神、チェーンストーク呼吸
2000	1～2時間	死亡

(大気汚染ハンドブックより)

でいる人はなんと気の毒だろうと思ったものでした。

単にいやな臭いというだけでしたら、がまんしたり、慣れてしまえばよいのかもしれませんが、栄養の話でもそうだったように、空気の成分に問題があるのではないかと思われます。亜硫酸ガスのように中には少量でも人体に有害の成分もあります。重症な気管支喘息《ぜんそく》などのように、病気とはっきりだれにでもわかるほどの患者さんの数は多少は減っているかもしれませんが、潜在的な病気や、半健康状態を余儀なくしいられている人の数は多いと思われます。

生産性をもっとも重視し、地域に及ぼす悪影響を減らすことに努力をおしんでいる企業と、それを管理すべき行政の責任は大きいと思います。せっかく健康を増伸しようとして、胸いっぱい吸う空気が汚れていないよう、みんなの力で環境を守っていきましょう。

て　抵抗力をつけるには栄養　休養　鍛練を

――かぜ、立ちくらみ

さて、空気や水など同じ環境の中に住んでいても、よく病気をする人、しない人、病弱な人と強健な人の差はあります。その差はいったいどこから来るのでしょうか。

生まれつきの素質も関係することでしょう。同じ環境で同じものを食べていても高血圧症になる人とならない人、糖尿病になる人ならない人があるのはごく一般的なことで、これらは生まれつきの素質によるちがいです。

ところで、私たちの体には外敵から自分自身を守る様々なしくみが備わっています。

外からばい菌や異物が侵入すると、いちはやくそれをキャッチしてとりかこみ、封じこめてしまったり、とかしてしまったり、同じものが再度はいってきたときのために記憶しておいて、それに対する抗体を作りはじめて、次の機会に備えるようなしくみが白血球を中心としてできています。

また、温度や光の変化などに対しても、それらの変化に対抗して自分の体内をもっとも適した条件に保つためのしくみが備わっています。

たとえば、まわりが寒くなれば体表面の血管が収縮して、血液が外気で冷やされないようにしますし、体温がさがらないように筋肉が収縮して熱を産生します。その一つのあらわれがトリハダ（皮ふの表面の立毛筋が収縮して体表面積を減らし、さらに熱の産生をする）や、ふるえです。逆に外気の温度があがると体内にこもらせないように汗が蒸発するときに体表面から熱をうばってくれるのです。

強い紫外線に対しても直接体にその影響が及ばないように、表皮のメラニン産生細胞がメラニン色素を産生し、おおいをしようとします（日やけ）。

目の前に虫が飛んで来れば、まぶたがパッと閉じて虫の侵入を防ぎます。

強い光でもそうでしょう。強い光の場合は、カメラのしぼりに相当する目の虹彩が瞳孔の大きさを変えて光の量を調節しています。

生後五〜六か月以上の赤ちゃんの顔にハンカチをかければ、そのハンカチを自分の手でとりのぞきます。うつぶせにされれば頭をもたげ、肘を曲げて空気が鼻からはいりやすい姿勢になります。抱かれていて、ふいに支えをとりのぞかれれば、手足で元の姿勢を維持しようとしてバランスをとり、立ち直ろうとします。

これらはみんな、ヒトがヒトとして生きていく上で都合よいような体のしくみとして備わり、何万年もかかって伝えられてきたものでしょうが、それらもそれぞれの機会があってはじめて、しくみが作動するようになっているのではないかと思われます。

歩きはじめの子どもは、しょっちゅう転びます。転んで起きて、また転んでいるうちに、うまく歩けるようになるのです。いつの間にか訓練されているからです。

体を色々に動かしているうちに種々の筋肉がきたえられ、敏速に、力強く働くようになるのです。それは意識して動かせる筋肉にかぎられたことではなく、無意識のうちに働いている筋肉についても同じことがいえるかもしれません。

血管の伸び縮みを例にとってみても、実は血管壁の筋肉の収縮・弛緩（ゆるみ）によって生じる変化なのです。たとえば体を活発に動かしていますと、その時々の体の部位で血液の必要量が微妙に変化しています。逆にふだんあまり動かしていないと、急に立ったときなど頭部の血流量が減ってしまい、いわゆる立ちくらみを起こします。これは、頭部の血管の収縮が敏速に行なわれないためだとされています。

近ごろすぐ車に酔う、立ちくらみがひどい、天気病みがひどい、ふらふらしてたまらないという人が増えてきたように思います。

とくに若い人たちに多く見かけられ、自分は病弱だからと周囲の人たちの同情を求めているかのごとくにさえ感じさせられる人を見かけますが、私はそういう人たちに対して、症状そのものはたしかにつらかろうと同情しますが、けっしてそれ以上の同情はしません。

宇宙飛行士の訓練を例にとり、

「ちょっとやそっとの環境の変化でまいってしまったらつまらない。まだ若いのだからもっと体をきたえよう。同じような状態を何度となく経験し、寝こんだり、救急車であわてて病院へかけこんだりしないで、自分でのりきってみるようにしてください。そうすれば、その次にはきっとどうしたらよくなるかが身についてくることでしょう。そして、同じ状況下におかれてもなんともなくすごせるようになってきます」

と話しています。

ただ、いざというときのために、お守りとして対症療法薬を数回分渡しておきます。めまいなどの発作が起きそうなときは自分自身が一番よくわかるようなので、早めに薬を使ってひどい発作（症状）にならないようにすることも自信をつける一方法かと思います。

また、「かぜをひきやすいが、どうしたらよいか」とよく質問されます。

「私はのどが弱いんです。気管支が弱いんです」

と、さも得意気にいう人もいます。

のどがとてもデリケートにできているのが、いかにもナウイという感覚なのでしょうか。

また逆に、

「私はバカなせいか、かぜもひかない」

と、いう人もよくあります。

他の重そうな病気を疑うときは、いわゆる専門医へ行くことにしている患者さんも、かぜぐらいかなと思うと私のところへ来られる人もあるようで、私自身「かぜ専門医だね」と笑っていますが、その専門医からいわせていただきますと、かぜかと思ってかぜでなし、中には悪性の病気が潜んでいる場合もあるのです。

そんな場合、

「そちらの方は専門医にかかって大丈夫といわれていますから」

などといって、治療を受けようとしない人もあり、たいへん残念な思いをすることもあります。

〈かぜは万病のもと〉とよくいわれますので、「かぜかな」と思ったときは無視しないで、受診してほしいと思います。その機会に、かぜ以外のかくれた病気のチェックをぜひ受けていただきたいのです。

話が横へそれてしまいましたが、かぜをひきやすい人の特徴は、第一に食べ物の好ききら

毎日喫煙者の肺がん死亡比（世界６つの前向研究）

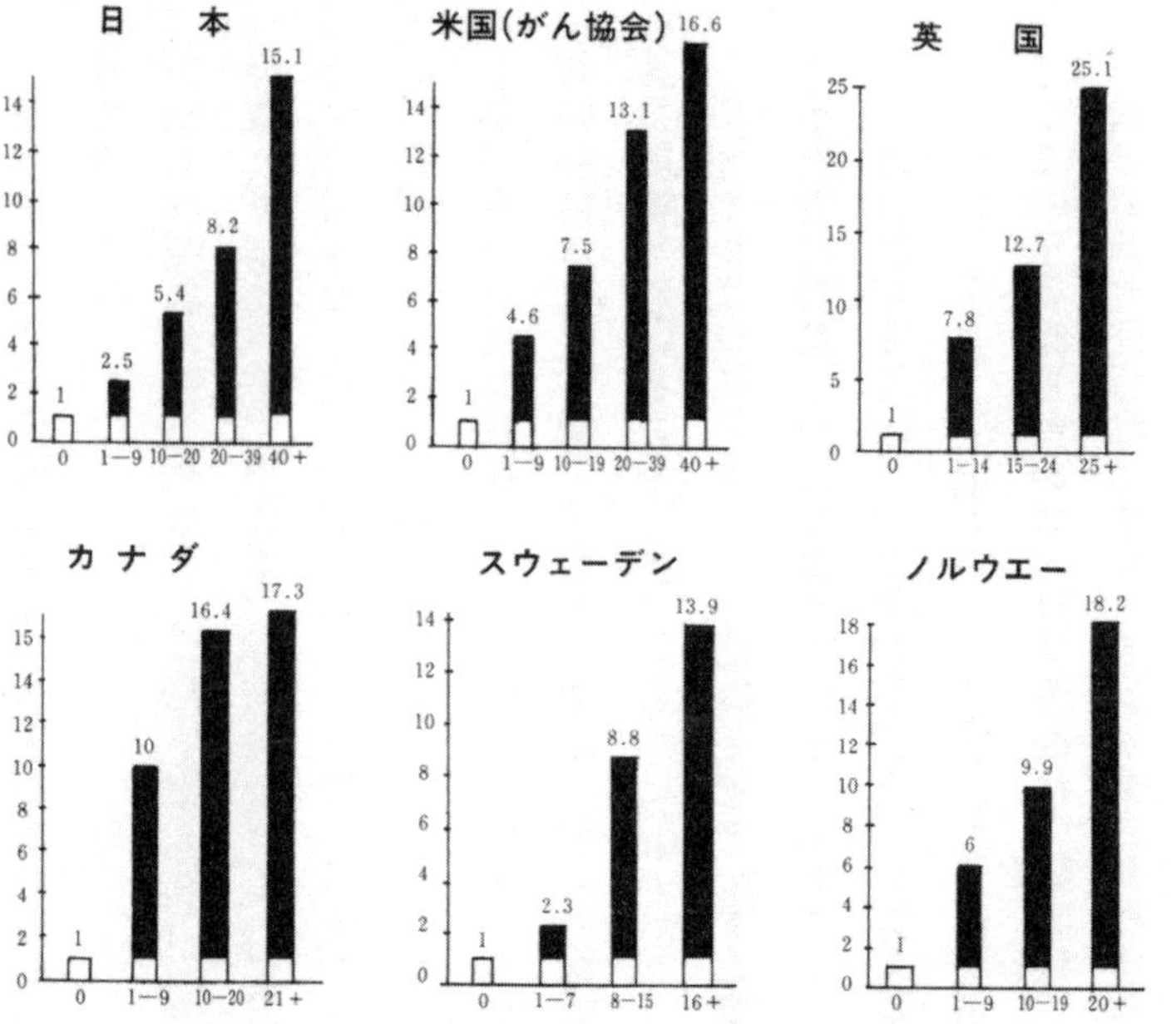

５つの大規模な追跡調査に基く男子肺癌の死亡比

（ＷＨＯ：1979年、平山雄：1980年）

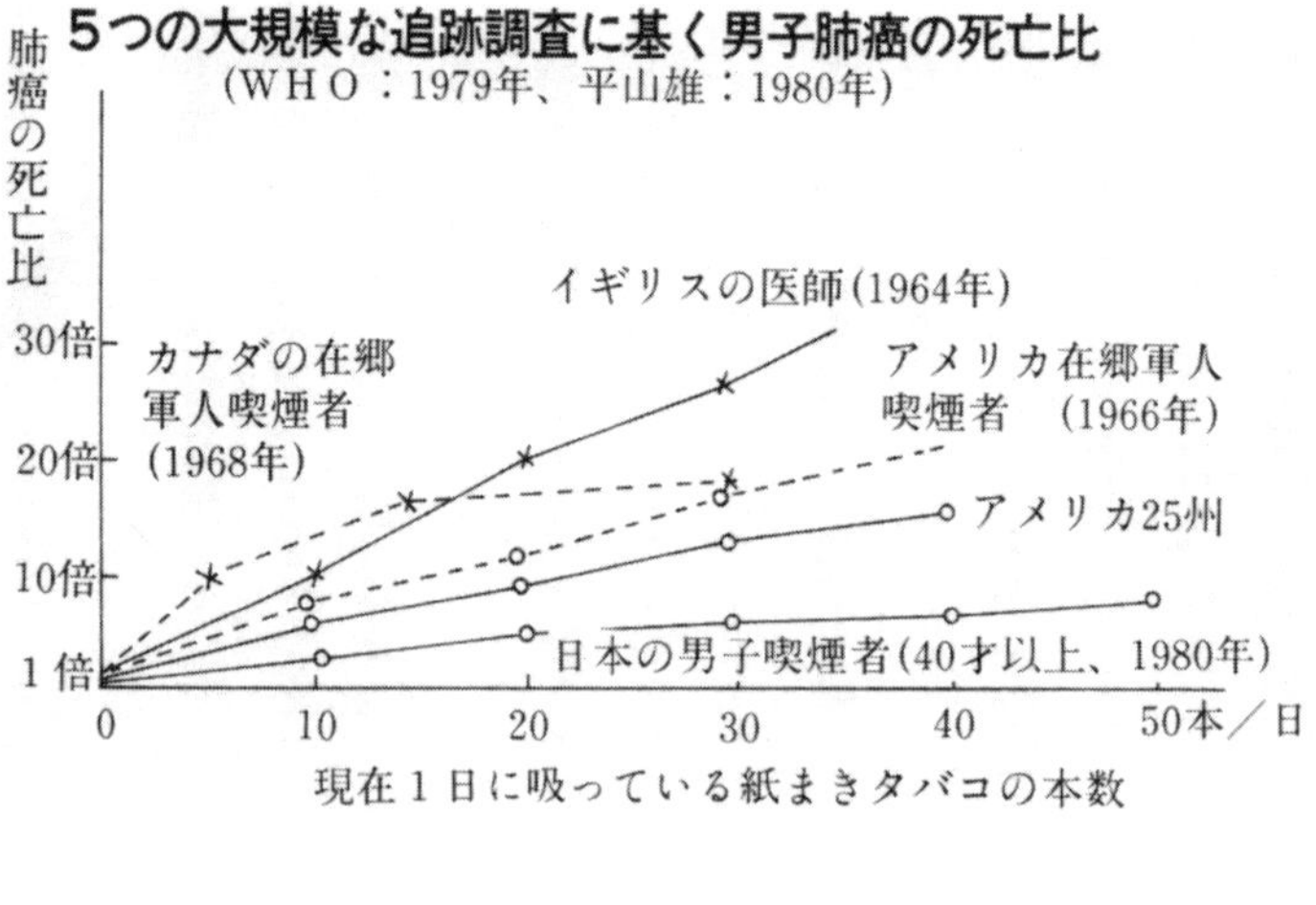

いがあること、第二に自らすすんで身心の鍛練をしようとせず、ひいてしまってからクスリに頼っていることです。

ビタミンCやビタミンAは粘膜を丈夫にする働きを持っているといわれています。いつでも新鮮な野菜や果物を食べている人はあまりかぜをひかないようです。

一方、野菜ぎらいで「果物なんか女や子どもの食べるもの」などといい、タバコぷかぷか、ヤニベタベタ、ニオイぷんぷんさせている人たちが年中、かぜひきということが多いのです。こういう人たちがかぜと称するのは、咳《せき》、痰《たん》、のどのイガイガなどで、これらはタバコを吸っていれば当然、生じる症状です。タバコの煙は人体にとって有害なものです。私たちの体はできるだけ有害なものを体内に入れないようなしくみが備わっていることは先に述べましたが、鼻やのどや気管にもそういうしくみがあり、タバコの煙の中でもとくに有害なヤニ（タール）を、鼻毛やのどや気管の粘膜から出る粘液や気管支の繊毛《せんもう》などの働きで肺の奥の方まで届かないように、できるだけ外に出すしくみとなっていますので、ほこりっぽいところで働いている人や、タバコ吸いの人は、朝方、たくさんの汚い痰が出るのです。痰を出すために当然、咳も出ますし、のどもいがらっぽいでしょう。

悪いことに、タバコ吸いの人は、ニコチンの作用で気管支の繊毛《せんもう》の働きが悪くなってしまい、毒物がいっそう肺の奥深くまで届いていて、そこに蓄積して害を及ぼし、慢性気管支炎や気管支拡張症や肺癌《はいがん》の発生地ともなってきやすくなります。しかもそれが知らず知らずの間に進んでしまい、かりにその病気による症状（咳や痰が多い）が加わってきても、もともとタバコそのもののために咳や痰が出ていたので気がつかずにすごしてしまいがちで、手遅れとなりやすいのです。

〈かぜは万病のもと〉という言葉の意味は、かぜ症状は他の様々な病気によっても生じる症状であるということになるのです。

たとえば、かぜのときなんとなくだるく、食欲も落ち、熱っぽくなっておなかの調子も悪くなり、尿の色も濃くなったりする症状がありますが、これらは急性肝炎《かんえん》の初期にも見られやすい症状でもあるのです。また、胃癌《いがん》や肝臓癌《かんぞうがん》のときなどでもこんな症状を訴えることがあります。

ですから、かぜをこじらせて肝炎や胃癌にまでなってしまったと勘ちがいする人もあるようですが、けっしてそういうことではなく、かぜを合併していたかもしれませんが、もともとその問題の病気が潜んでいたということになるのです。

「あそこの医者へ行ったら、かぜでかかったのに腹まで見られた」

などと医者の悪口を耳にしますが、今までお話してきたことがわかってもらえれば、その理由も理解していただけるでしょう。
病気にならないようにするためには、常日ごろから、外界からの攻撃に対して抵抗力をつけ、体のバランスを崩さないようにし、バランスのとれた栄養と適度な休養と心身の鍛練が必要でしょう。

〈資料〉「鍛練とは環境の有害な諸影響に対する人体の抵抗力を高めるために人体に各種の作用――主として肉体的な――を与えること」（ソ連のスピリーナのことばより）

ね　寝る子は育つ　寝ている間に病は癒《い》える
――睡眠とホルモン

よく「体中、がたがたで調子悪くてしようがないから、あらゆる検査をしてほしい」といって、病院に来る人がいますが、あらゆる検査といわれてもこちらは困ってしまいます。

体のすべてを調べるなんて、今の医学をもってしても不可能だからです。現在、検査はかぞえきれないほどありますが、体のすべての機能から考えたらほんのわずかにすぎないでしょうし、一方、その少ない検査でも、すべてやるには莫大なお金と時間と人手がかかります。それに、どこででもできるわけではありません。

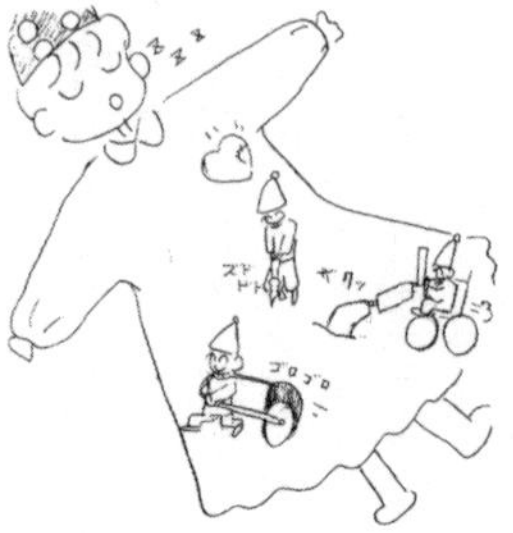

　そこで私は、このことをまず患者さんにお話してから、日常生活のようすをざっと聞き、診察をし、もっとも可能性の高い病気と、可能性はさほど高くはないが、ここで見落としてはならない病気とを考えて、検査の項目を選びます。

　こういう場合、検査結果になんの異常も出てこない場合がけっこう多いのです。しかし、次々と検査をすすめるのではなく、よく日常生活態度を聞いてみますと、三日も四日も徹夜に近い状態で働いていたり、長い間、一日三〜四時間しか寝ていなかったりしている場合があります。これでは体中がガタガタなるのも当然だと思います。

　そういえば、私の大学時代の同級生にそんな生活をしていた人がいましたが、その人がいうには「人生のうち三分の一も寝てすごしているなんてもったいないことだ。考えてもごら

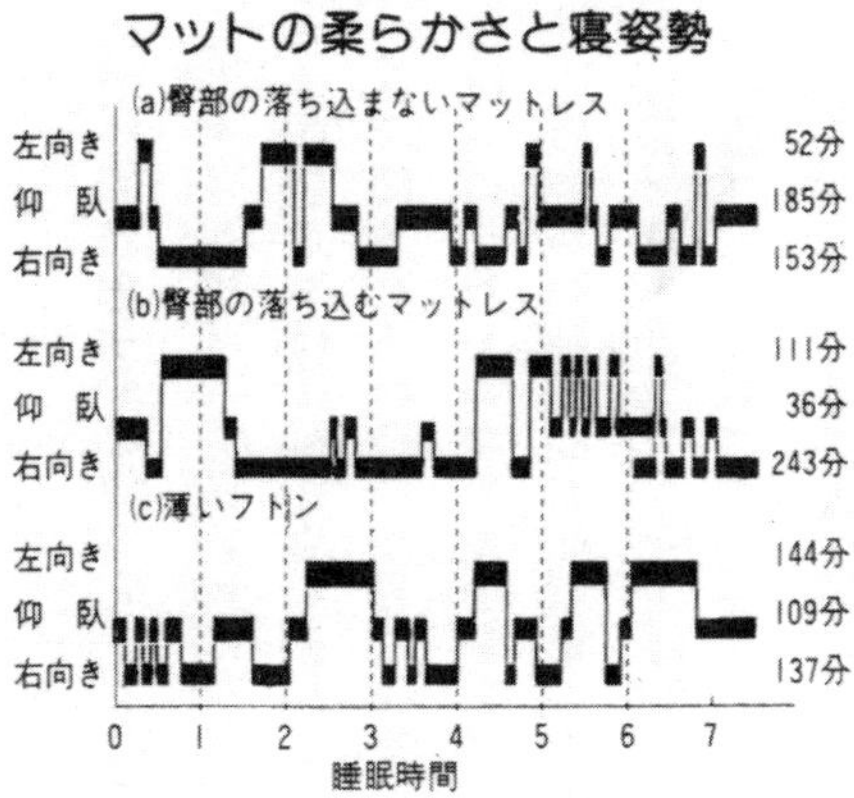

ん。寝ている時間が他のなにをしている時間よりも長いんだよ。ぼくはそんなむだな人生を送りたくない」

というようなことをいって、毎日、深夜まで勉強していた人が思いだされますが、今どうしているでしょうか。元気にしているでしょうか。

そういう私は、睡眠だけはそれこそきちんと確保したい方で、毎日六～七時間は睡眠をとるようにしてきました。徹夜は今までにたった一～二回したのみです。人によっては必要な睡眠時間に大きな差があるのは事実のようですが、寝ている間はほんとうに人生のむだなのでしょうか。

けっしてそうではありません。自転があり、夜と昼の区別がある地球に生を受け、その環境の中で生きつづけてきた人類は、夜は寝て、昼間は活動することがごく自然で、体の種々の調節機構もそれに適したようになっているといわれています。

寝ている間に、昼間の活動の中で生じたゆがみが修復されます。寝ている間に、消化、吸収がさかんに行なわれ、全体としてエネルギーを貯える方向に働きます（同化）。

寝ている間に、成長ホルモンも多く分泌されます。寝る子は育つとはよくいったものです。様々な検査を駆使してもわからないような、いくつかの微妙な異常を私たちの体自体がキャッチして、もっとも適した状態にもどそうとする働き（恒常性の維持――ホメオスターシス）をみんな持っているのです。夜ねている間にもそれらの機構はちゃーんと働いてくれています。昼間筋肉を使ったり、頭を使ったりしているときは、充分に血液がめぐらず、働きも低下しがちな臓器――腎臓や肝臓――への血液量が休んでいる間に増えて、それらの働きをさかんにしてくれるでしょう。体にとって有害物は解毒され、老廃物はろ過され、より多くのエネルギーを貯えた物質が新たに作り出され、貯えられていくのです。

このように、明日また元気に活動するためには、休むこと、寝ることが必要なのです。

〔資料〕健康情報シリーズ『睡眠と寝具をかんがえる』（保健同人社刊）

く 暗くなったら休みましょう

――自律神経失調症

今どき、こんなことができるはずがないといわれてしまいそうです。

「暗くなってからも働かないと仕事が間にあわない。残業をしないと給料が安すぎて食べていけない。会社が終わってから家に帰れば家事いっさいが待っている。組合活動やＰＴＡの役員や地域の役員の仕事が待っているなど、とても暗くなったから、さあ、休みましょうなんてわけにはいかないよ」

と、いうことだろうとは思いますが、そういう時代だからこそ、体の調子が狂ってしまって、他にどこという悪いところはないのに、健康感、充実感がなく、そこら中がガタガタで、仕事の能率もあがらず、いわれのない不安感に悩まされている人たちが増えてきてしまっているのでしょう。

朝になってもなかなか起きあがれない。頭がボーとしていて目がちらつき、食欲もない。なにもやる気になれず、むりしてやろうとすれば嘔気《はきけ》が出たり、めまいがしたり、冷や汗が出てきて思うようにできない。それでもなんとかがんばってやってはいるが、やはり仕事の能率があがらない。結局、仕事が残ってしまい、残業せざるをえない。

夜もふけてくるころより調子が出てきて、つい、まともな仕事もせずに深夜まで働いてしまう。家に帰ってからも目がさえているので、テレビなど見ていて、いつまでも起きている。寝ても寝つかれず、そのうちにドキドキしてくる。

朝方になってようやく眠むれたかと思ったら目覚まし時計のけたたましい叫びで起こされ、また一日がはじまる。

どうでしょうか、思いあたる人はありませんか。そうそう、その通りなんですよ、という人の声が聞えてくるようです。

さて、私たち人間の体は、自分の意識とかかわりなく自分の体を調節しているしくみがあり、その主なものは自律神経系と内分泌系です。これらのしくみがうまく働いていれば、自分であれこれと気をまわして、いちいち微調節しなくてもいつの間にか体調が整うのですが、これらの働きに狂いが生じると、あたかも体全体が一度に悪くなってしまったような症状が出てしまうのです。

自律神経は交感《こうかん》神経と副交感神経がお互いに相反するような働きをしていて、どちらが優位にたつかでそれぞれの臓器の働きがうまく調節されています。

たとえば交感神経が興奮すれば心臓の動きは高まり、逆に副交感神経が興奮して優位にたてば、心臓の動きが抑制されます。

一方、消化器の働きはその逆になります。そして昼間は交感神経が、夜は副交感神経が優位になっているのが普通なのです。

しかし、昼夜、関係なしの生活をつづけているうちに、夜中に交感神経が興奮して脈拍数が増えたり、血圧があがったり、熱が出たりし、目がらんらんと輝やいてきたりし（散瞳《さんどう》）、昼間になって副交感神経が興奮をはじめれば、胃腸がやたらとへんに動きだし、嘔気が出たり、腹がごろごろ鳴ったり、おなかがしくしく痛んだり、下痢や便秘をしたりすることでしょう。そしてやたらとにがい水がこみ上げてきたり、口にじゅうじゅう唾液がたまってきたり、生アクビが出たり、ボケーとなったりするものです。こんなときには、水で顔をあらって刺激をしたり深呼吸をしたり濃い目のお茶やコーヒーなど、交感神経を刺激するものを少量飲んでみたり、体のあちこちを意識的に動かしてみたりすると楽になることがよくあります。

これら臓器の様々な症状がほぼ同時か、順次出てくることが自律神経失調症の一つの特徴で、またよくなるときにもいっせいによくなるのも特徴なのです。歯車の動きが悪いときや、ファスナーがうまくかからないとき、ちょっとした拍子にすっと元通りになるように、私たちの体の調子も自律神経のアンバランスを改善すると、うそのように調子がよくなることがあります。

ところで、このアンバランスをどう改善したらよいのか、それが問題です。

私が一番おすすめしたいことは、早寝早起きの習慣を身につけることです。それには、まず早く寝ること。そうすれば早く目がさめます。

もし目ざめてから、なかなか起きあがれない場合は、足や手のつま先や指を曲げたり伸ばしたりするところからはじめ、手足、腰と動かして脳に刺激を与えているうちにエンジンがかかるでしょう。

新鮮な気分で仕事にとりかかり、朝の早いうちに仕事をすすめることもできるでしょう。夜になって、まだ仕事はできそうでも、自分で設定した目標までできたら、あるいは予定の時刻になったら思いきって仕事を切りあげ、趣味やスポーツなど、他のことをして気分転換をしましょう。

そして、今日も決まった時刻には休むようにしましょう。残った仕事は、明日、早起きしてやることにしてみませんか。そうすればきっと体調は日に日に整っていくことでしょう。

つ　疲れはとろう　その日のうちに

——頚肩腕症候群

一見健康そうな人でも健康診断のときなどで症状を聞いてみますと、疲れやすい、肩がこる、腰が痛む、胃の具合が悪い、体のどこかがしびれるなどの訴えが多く聞かれます。病院に来られる人の中でも疲れやすさを訴える人が多いのですが、疲れほど私たち医師にとってむずかしいものはないと思います。

重大な病気が潜んでいて出るときもあれば、単なる運動不足が原因のこともあるからです。医師は重大な病気を見落としてはならないので、体をひと通り診察し、かくれている病気を探し出そうとして、色々検査をするのです。

貧血はないか、肝臓の働きは落ちていないか、腎臓はどうか（血尿や老廃物が体にたまってはいないか）、かくれた炎症はないか、糖尿病はないか、そして日本人に多い胃癌はないか、などをまずチェックしてみます。

血液検査と、空腹で来院されれば腹部のエコー検査と胃の検査もできますから、一〜二日のうちにはおおよその結果はわかります。

もしも、これらのスクリーニング検査でなにも問題がないようでしたら、日常生活の中に問題点がないか、自己点検してもらいます。ときには、自分はもう重症な病気にかかっていると思いこんでしまい、くよくよ悩み、食べる物ものどを通りにくくなり、外へもあまり出なくなり、体も動かさなくなって、ひまさえあればぐたぐたと横になり、よけいだるさを感じている場合もあります。

最近の疲れは昔とちがって体の使いすぎによるものではなく、逆に運動不足による場合の方が多いといわれています。また、全身の疲労よりは、局所の疲労、精神疲労の方が多く、こういう疲労は寝ても治らず、逆に体を思いきり動かして汗を流し、気分転換してやるとよいのです。

ですから、スクリーニング検査でなにも異常がなければ、気持を楽にして一〜二週間、生活改善に心がけてようすを見てください。そして、その結果を医師に教えてください。その結果でさらに詳しい検査をすすめたり、精神科で診察をしてもらったり、休養をとってもらったりすることになるでしょう。

疲れはまったくあってはならないものと考えない方がよいのです。

病気と疲れとのちがいは、病気はかからずにすめばそれにこしたことはないのですが、疲労はぜんぜん疲れないようにすごすということが一番よいとはいえないのです。ある程度までは恐れたり怖がったりする必要はなく、適当な疲労はむしろ必要です。疲れないようにすることよりも、疲れをどう回復するかがとても大切なことなのです。

仕事が専門分化し、目、指先、頭など体の限られた部分だけを長時間にわたって使うようになったために生じる疲れは、全身の肉体労働によって生じる疲れとちがい、なんとかがまんすればがまんできてしまうため、いつの間にか蓄積しやすいのです。

そして、気がついたときには半病人のようになってしまい、なかなか回復しにくいのです。ですから、疲れをそのときそのときでとりのぞくような生活の工夫が必要となります。

そのためには仕事の仕方の改善が必要だと思います。

腕を浮かせて定位置に固定し、指先だけで行なう作業はとくに頚肩腕《けいけんわん》障害を起こしやすく、肩こり、首のこわばり、背中の痛み、腕の痛み、しびれが生じやすく、やがて頭重感、イライラ、手が思うように動かない、女性では生理まで狂ってしまうこともあります。

一度こんな状態になってしまうとなかなか治りにくく、仕事を休んでいる間は少し楽になりますが、また同じ仕事にもどると症状がぶり返し、ときには悪化することもあるのです。

胸や背中の刺すような痛さにおどろき、肺や心臓の重大な病気を恐れて来院する人も多いのですが、頚肩腕障害によって生じた症状をそれまでがまんしてしまった結果なのです。

頚肩腕障害とはキーパンチャーにはじまった手指作業者の健康障害で、タイピスト、テレックス操作者、スーパーのレジ係、速記者、電話交換手、複写などを行なう一般事務作業者、教師や保育士、組立て作業やベルトコンベア作業、フォークリフト運転手などにまで広く見られるようになっています。とくに昨今では、スマホの使い過ぎが大きな原因となっています。

症状は肩こり、肩痛、手のしびれ、だるさ、足腰の冷え、イライラ、頭痛、上肢の脱力感、圧痛、硬指、上肢の運動のぎこちなさなど様々で、特別にきまった症状ではなく、外から見たり検査してもあまりはっきりとしないのが特徴的です。

同じ姿勢を保ち、腕を浮かせた状態で指先のこまかい作業をつづけている人に生じやすいようですが、他に職場の人間関係の問題が内在していたり、全般的な体力低下が見られたり、

肩こりのストレッチング

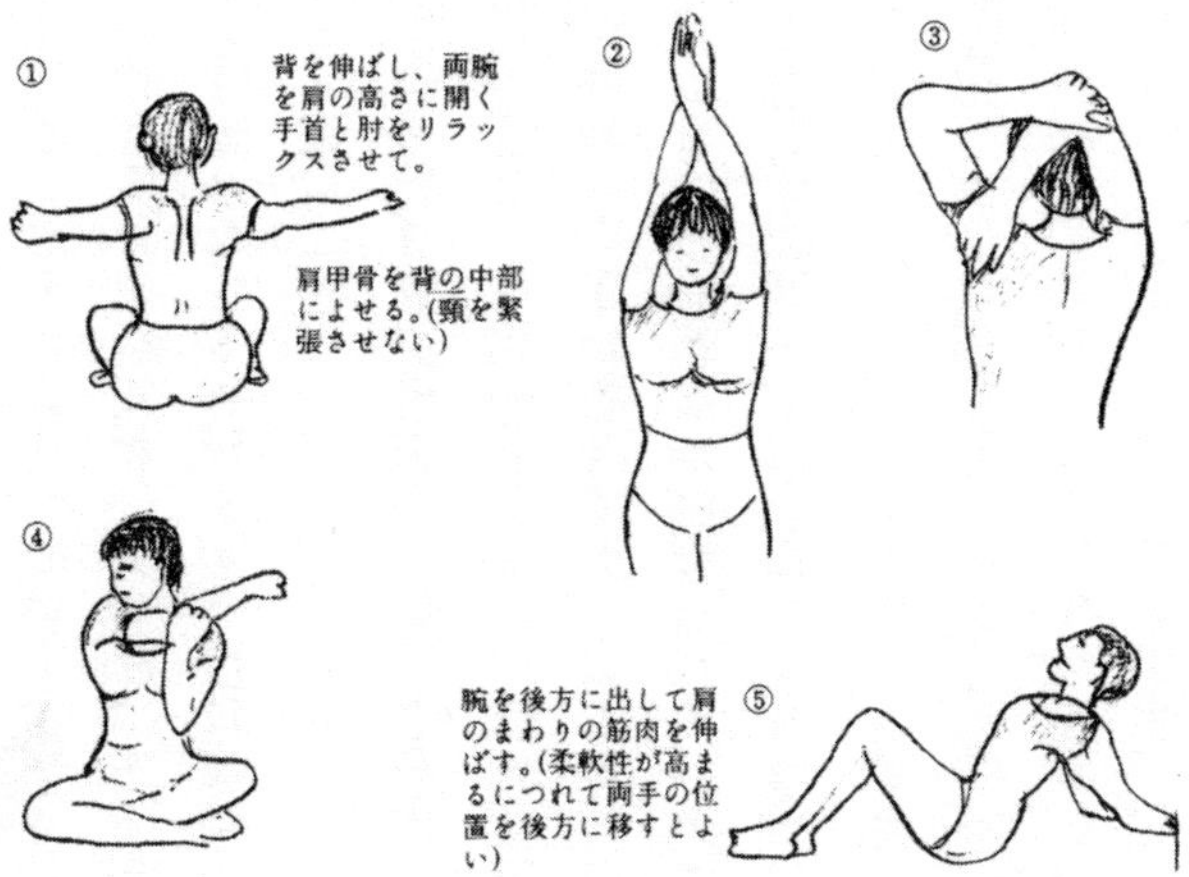
①
背を伸ばし、両腕を肩の高さに開く手首と肘をリラックスさせて。
肩甲骨を背の中部によせる。(頸を緊張させない)
②
③
④
⑤
腕を後方に出して肩のまわりの筋肉を伸ばす。(柔軟性が高まるにつれて両手の位置を後方に移すとよい)

睡眠不足、栄養のアンバランスなど複雑にからみあって悪影響を与えています。

頚肩腕障害の予防と治療は、仕事と仕事の間の休み時間をきちんととるか、仕事の種類ややり方を一時間おきぐらいに変えて、同じ筋肉だけを長時間使いっぱなしにしないような工夫が必要です。

また、人間関係の複雑さがより症状を悪化させていることもありますので、職場の中でお互いに声をかけあい、励ましあい、団結して、職場環境、労働条件の改善をする中で、結果としてよい仕事ができるということを一歩一歩、実践していくことが大切だと思います。

ぜひ昼休み以外にも午前、午後の小休憩をとれるようにみんなでがんばってください。そして、その時間は菓子を食べたりテレビを見たりしているのではなく、ストレッチ体操、腰痛体操などをやってみてください。

どうしても時間がとれない場合でも、深呼吸、肩まわし、腕まわし、腕振り、背伸び、大アクビ、うがいなどで、こった筋肉を伸ばすようにしましょう。少しは楽になるでしょう。

〈資料〉大西徳明著『頚肩腕障害予防体操のすすめ』(労働科学研究所刊)

ほ　ほどよい疲れで　今夜も良眠

——不眠症

近ごろ不眠を訴える人がとても多いように思います。なかなか寝つかれない。眠むったかと思ってもすぐ目がさめてしまって、眠むれない。夢ばかりみていて寝たようじゃない。朝になっても眠足らない気分だ、など様々です。

中にはなるほどと思われる場合もありますが、これといって原因と思われることも見あたらず、眠れないことの弊害は実際にはないのに、眠れぬこと自体をただ悩んでいる場合が多いようです。こういう状態がいわゆる不眠症といわれています。

不眠を起こす原因は色々考えられますので、それらの原因をさがし、とりのぞいてやることが大切です。

まず環境的な原因はないか、すなわち周囲に騒音はないか、部屋が暑かったり湿っぽかったり、明かるすぎたりはしていないか、人の出入りなど落ちついて休めないふんいきではないか、ふとんや枕など自分に適しているかなどチェックしてみましょう。

次に夜になってから濃いお茶やコーヒー・紅茶など興奮作用のある飲み物やクスリを飲んではいないか、おなかが空きすぎてはいないかなど点検します。さらに体のどこかに痛みやかゆみがないか、熱や咳や鼻づまりはないか、尿がたまったまま寝ていないかも自己点検してみましょう。

また、高血圧、糖尿病、動脈硬化、肝臓病、腎臓病などの慢性の病気のある人はそのコントロール状況が悪化していないかどうか、病院で調べてもらうことも大切です。身体の異常のために夜、眠むれないということもたしかにあるからです。

あまりガンコな不眠がつづく場合は、うつ病や統合失調症、神経症など精神科的な病気が潜んでいないかどうか、専門科の診察を受けてみることも大切です。

このようにしてその原因をまずさがしてみて、もし原因と思われるものが見つかれば、それをとりのぞくことがもっとも適切な治療となるわけですが、原因と思われることがなにも見出せない場合も多く見かけます。

そんなときは、むりに眠ろう眠ろうとすればかえって眠れなくなりますので、開きなおって、「今、眠れなくたって死にやしない。体が要求していないのだ。そのうち眠れるだろう」と思ってみてください。体をただ横にしているだけでも休めるものですから。

一般に、運動不足の上に精神疲労が重なると、夜なかなか眠れないものです。逆に体を使ってぐったり疲れたときは、床にはいったとたんに全身の力がぬけて、すっと深い眠りにはいり、ぐっすりひと眠りすれば、後はすっきりさわやかとなるもので、みなさんも経験があることでしょう。ほどよい疲れで今夜も良眠といきたいものです。

せ　生活のリズムを保ち健康増伸

――精神と肉体のバランス

疲労と睡眠の関係でもわかるように、生活のどこかにアンバランスが生じると、健康感が損なわれます。

精神疲労と肉体疲労のアンバランス、働きすぎ、運動不足、夜ふかし、睡眠不足、変則勤務、冠婚葬祭、出張などがあげられます。これらの中にはやむをえぬものや、一時的なものもありますが、逆に自分の意識的な努力で改善できるものもありますので、ぜひ心がけてほしいと思います。

生活のリズムを保つことは、ただ単に平たんに一日をすごすことではありません。起床時刻や食事、用便、就寝時刻などできるだけ一定し、その間の時間にアクセントをつけて活動することが望まれます。

朝から「今日は眠たいから寝る」とか、「食事はあまり食べたくもないし、めんどうだからぬきにしよう」とか、「仕事が一段落したから徹夜マージャンやって楽しんじゃう」とか、健康によいと聞いたからと、急にジョギングを前からやっていた人と同じペースではじめるなどは好ましいことではありません。さけてもらいたいものです。

快眠、快便は健康のシンボルのようにいわれますが、これらは生活のリズムが乱れるとすぐに崩れがちなことはみんな経験のあることでしょう。

楽しいはずの旅行先で、腹はり、腹痛でたいへんな思いをした経験、朝まで寝つかれず、翌日はどこの景色も見ずに、車に揺られて家までつれて来られただけの旅だったり、せっかくのごちそうも食べられなかったりするのもよい例です。

便秘も体調を乱している大きな原因となっています。なんとなくおなかがもたれて食欲が落ちたり、おなかがはったり、急に痛んだり、ぐるぐると鳴ったり、ときには腰も痛くなることもありますし、ガス（おならのもと）がたまって腸の壁を伸展させると、胸まで痛むこともあり、ひどい場合には狭心症や心筋梗塞《しんきんこうそく》ではないかと心配されることもあります。

さらにまた、長い間、便がたまっていると腸の粘膜に対する毒物の慢性刺激となり結腸癌、直腸癌の誘因ともなります。ですから、できるだけ毎日一回は排便するのが好ましいわけです。せめて、二日に一回はすっきりさせるように心がけましょう。それには、色々な工夫が必要ですが、毎日きまった時刻にトイレに行き、ゆったりとした気持で用をすませる生活習慣の確立がたいへん大切なのです。

朝起きたらコップ一杯の水や冷たい牛乳などを飲んでみてください。それから朝食の仕度や出勤の準備をし、必ず朝食はしっかりとり、トイレに寄って行く時間もしっかりと確保しておいていただきたいのです。なぜならば、早朝空腹時に飲んだ水や牛乳が胃腸の動きをさかんにします。水分が腸にまで達して、朝食を食べるといっそう腸の動きがさかんになって、たまっている便を送り出してくれるからです。食べるとすぐ行きたくなるといわれますが、そのとき、忙しがっていてトレイに行かないとそのままひっこんでしまい、後になって足を運んでみてもムダになりがちです。

私たちは梅干しを想像しただけで口の中に唾液《だえき》がわいて出るように、同じことを繰り返している内に、同じ条件となればきまった体の反応があらわれるしくみ（条件反射）があります。毎日規則正しい生活をつづけていることが、体調を整える基本となっているものと考えてもよいと思います。

生活のリズムを保ち、健康増伸に心がけましょう。

し　姿勢を正し　体調良好

——腰痛症

色々とリズミカルに体を動かしたくても、仕事がらなかなかそうもいかないという方もきっと多かろうと思います。

一日中、腰かけて事務仕事をしたり、立ちっぱなしで部品を組み立てたり、腰を曲げっぱなしで農作業をしたり、車の下にはいつくばって修理をしたりで、みんなそれぞれ好むと好まざるにかかわらず、同一姿勢で働かざるをえないことでしょう。

私もどちらかというと運動不足になりがちな仕事で、とくに、書類書きなどがたまってくると、意識しなければほとんど運動などできません。そういう日はたいへん疲れます。

とくに肩から腕にかけてのだる痛さと、腰の痛さ、頭の重さを強く感じます。自分も年をとったなあと考えがちですが、これは完全に運動不足によるもので、しっかり運動——主に私はストレッチ体操をするようにしていますが——すると、今まであった症状がうそのようにとれてしまいます。同じような症状の人たちに、このストレッチ体操をおすすめしていますが、一回に十五分かかる体操をするひまがないという人もやはり多いようで、他になにかよい方法はないものかと考えているところです。一案として、作業姿勢をより健康的にしてみることが考えられます。

同じ姿勢をつづけていますと、その姿勢が悪ければ体のどこかにひずみが出て、だるさを感じ、痛んだり、しびれたり、動きが悪くなったりします。その状態をむりしてつづけていれば仕事の能率も落ち、ミスも増え、思わぬけがのもとにもなるでしょう。

逆に適切な姿勢を心がけていれば、疲れや痛みを感じないどころか、知らず知らずの間に体（主に筋肉）がきたえられていきます。作業姿勢の悪さからよく生じやすい症状として肩こり、腰痛、手足のしびれがあげられます。

人間がもし、四つんばいで歩いていれば、この肩こり、腰痛などという症状はほとんどなかったのですが、立って歩くようになったため、必然的に生じたといわれています。それは立つことによって肩がちょうど分水嶺のようになり、血液のめぐりが悪くなり、腰には上半身の重み以外に体を二本足で支えるための負担が加わるので、背柱の偏位（ひずみ）や、脊椎《せきつい》の変形や、椎間板《ついかんばん》の変形が生じやすく、その結果、脊ずい神経が圧迫され、足や腰が痛んだり、しびれたりしますし、骨の並び方のひずみをカバーするように筋肉が働くため一定の筋肉が常に緊張しっぱなしとなるのです。

疲労を回復させるためには、この緊張しっぱなしになったところをゆるめてやることがどうしても必要なのです。

具体的には、イスに腰かけて前かがみで仕事をしている人は、ときどき背もたれを利用して上半身を後へそらしたり、両足をまっすぐ前に伸ばしたりしてみるとよいでしょう。また肛門をひきしめるようにしておしりの筋肉収縮をさせてやったり、下腹部をひっこめ胸をはって、背すじを伸ばしてやりましょう。腹筋や背筋力が知らず知らずに強くなって、同じように坐っていても疲れを感じにくくなります。この際、肩に力がはいりがちですが、頭の先から上につりあげられて腕をだらっと下に垂らしているような感覚で力をぬいてみましょう。手の先が重い感じになり、肩が軽く感じられませんか。

このとき、目の疲れも同時にとってやりましょう。とくにこまかい作業をつづけた後では目のこまかい筋肉が使われっぱなしとなっているので、遠くをながめるようにしたり、下まぶたから約一センチほど下の骨の硬い部分を指圧したりしてみると疲れがとれ、頭の重さや肩こりも楽になるでしょう。

腰痛体操 (毎日根気よくつづけましょう)

1 膝かかえ

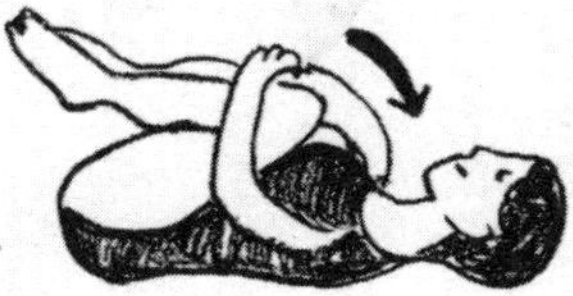

あおむけのまま伸した両足から、両膝を両手でかかえて膝頭をできるだけ胸に近づけるようにします。

2 頭もちあげ

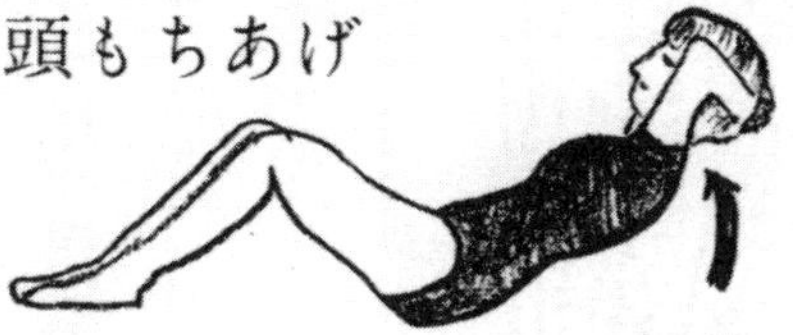

あおむけのまま両手を後頭部に組み、両膝を軽く曲げた位置で腹筋を収縮させて、上半身を起き上がらせるようにします。

3 背中そらし

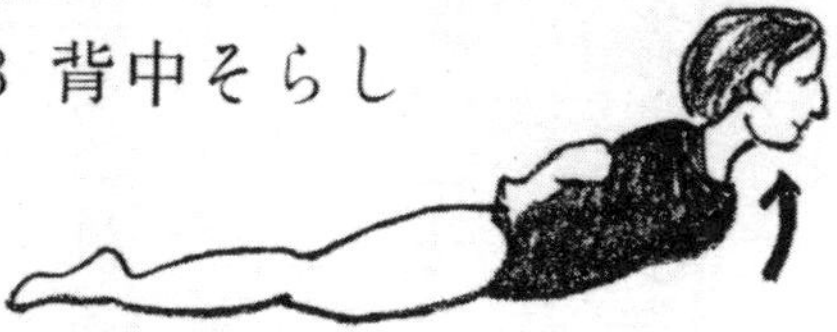

うつぶせになり、両手を腰に組み、背中をそらせるようにします。

4 腰つき出し

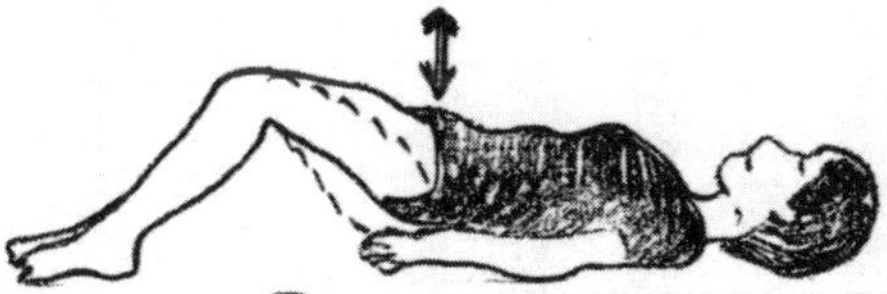

あおむけのままで、膝を少し曲げ、おしりを上下に動かすようにします。その際に上半身が床から離れぬように注意してください。

5 足もち上げ

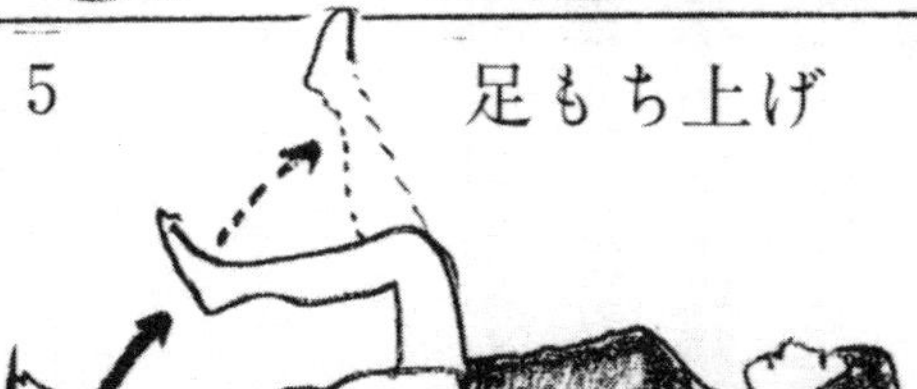

あおむけに寝た位置から膝を曲げ、次に足を上げて膝を伸ばします。

6 深呼吸

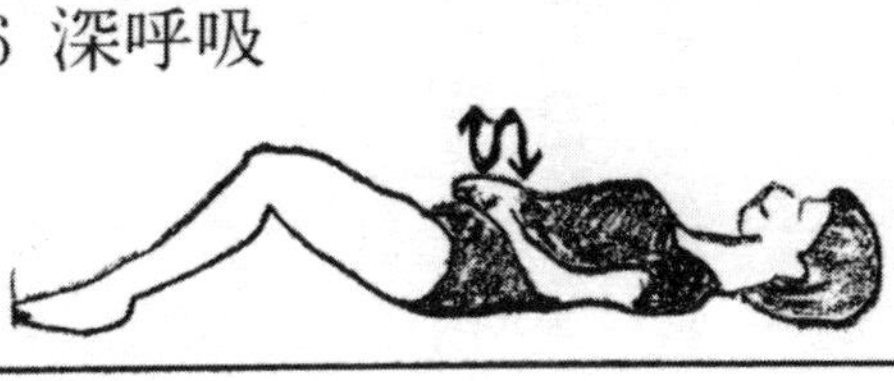

あおむけのままで、両手を下腹におき、腹式呼吸をします。

す　ストレッチ　こった筋肉伸ばしましょう

――運動不足と老化防止

今、ふつうの生活をしていると、いつも使いっぱなし、縮みっぱなしの筋肉と、ぜんぜん使われない筋肉があり、使われない筋肉はしだいに弱まっていきます（廃用萎縮）。

たまに慣れない仕事やスポーツをするとすぐへこたれたり、ケガをしたり、翌日あちこちが痛むのを経験したことがあると思います。痛む筋肉はふだんあまり使われていなく、弱っていたところが主で、なんと体が弱ったものだとがっかりしてしまいます。

私もたまに畑の草とりをしたり、土を耕したり、ハイキングに行ったりしますと、その当日はなんとかできても、翌日には顔をしかめてしまうほど腰が痛かったり、変に足がつっぱったりして、それが三～四日つづき、はじめのうちはなぜこんなに痛むんだろうか、なにか悪い病気でもかくれているのではないかと心配になったりもします。

病院へ来られる人たちの中にもこういう症状の人が多く、

「ガンの末期ではないだろうか」

「リューマチではないだろうか」

と、とても不安そうです。しかし、よく話を聞いてみますと、

「ああ、そういえば、おとといめずらしくキャッチボールをしました」

「慣れない仕事をした」

「窮屈な姿勢でなにかをした」という当の本人は忘れてしまっているぐらいのことでも、体の各部分にとっては負担になっていたのでしょう。

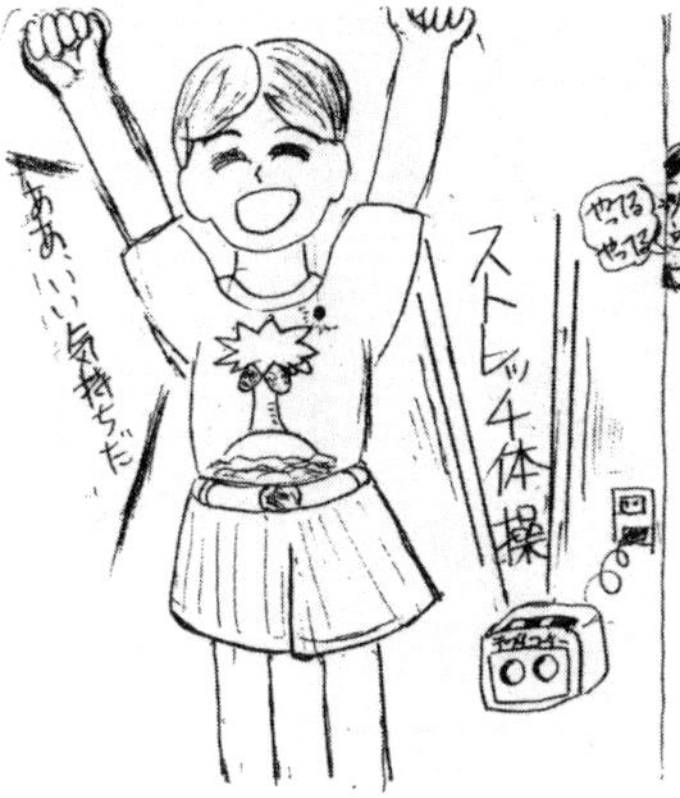
ストレッチ体操
ああいい気持ちだ
やってる
やってる

　こういうことがときどきあってますます自信を失ない、病院通いするよりは常日ごろから体をまんべんなく鍛えておけば、少しくらいむりをしても、そうはガタガタこないでしょう。緊張しっぱなしになっている筋肉を引っぱって伸ばしてやることがとても大切です。

　ストレッチとは引き伸ばすという意味なのです。筋肉が引き伸ばされるとき多少の痛みを感じますが、気持がよい痛みだと私は思います。思いきり背伸びしたときの感じです。

私がみなさんにおすすめしているストレッチ体操は、ラジオ体操のように一連の動きが順序よく組み立てられていて、テープにふき込まれた音楽にあわせた説明がついているので、誰にでもすぐできるようになっています。

とくに運動不足のための肩こり、腰痛、全身のだるさがある場合はぜひ試してみてほしいと思います。ラジオ体操のように速い動きや、リズミカルなものではなく、一定の時間かけてジワーと引っぱって伸ばすものですので、お年寄りでも充分できますし、狭い場所でもでき、うるさくしたり、ほこりっぽくなることもまったくありません。

現に私が以前勤めていた病院では、開院以来この体操をとり入れ、毎日午後三時になると体操を許可されている患者さんや、付き添いさん、職員が病棟の廊下に出て一五分間の体操をやっていました。少し体操の時間が遅れると、「今日は体操やらないのー」と催促があるほどです。退院してからも、「ずっとつづけている」といってくれる人もあり、みんなにそうしてもらいたいと私たちは願っています。

お　老いは足から　血管から

――動脈硬化症

ストレッチ体操以外にぜひおすすめしたいのが速足《はやあし》歩きです。

長寿者の多い、いわゆる長寿村の人たちは、よく歩くというのが一つの特徴だそうです。一方、長寿村だったところの交通の便がよくなり、歩かなくてもすむようになると、長寿村の名を返上せざるを得なくなる状況になってしまうという報告もされています。私の祖父も若いころたいへんよく歩いていたそうで、年をとってからもどこへでもひょこひょこと歩いて行っていたそうですが、これという病気もせず九八歳まで長生きしました。

歩くときには単に脚の筋肉だけが働いているわけではなく、腰や背中、腹や肩や首や胸や腕の筋肉がバランスよく働いています。軽からず重からずの運動のときに、もっとも血行はよくなるので、額にうっすら汗がにじむぐらいの速さで三〇分ほど歩いたあとは、寒い日でも体がぽかぽかとあたたまり、体中の血がさらさらと流れているように感じられるでしょう。頭の働きも活発になり、気力も充実します。もちろん毎日つづけていると筋力もつき、少し

ごはん軽く半杯分でできる運動の量

(80カロリー＝1単位)

	男性	女性
ぶらぶら歩き	47分	58分
ふつう歩き	33分	42分
急ぎ歩き	17分	21分
ジョギング	10分	13分
ラジオ体操	27分	33分
民謡おどり	25分	31分
自転車(11km/h)	32分	40分
水泳(遠泳)	12分	15分
卓球	20分	26分
ゴルフ	22分	28分

のことですぐ疲れてしまうこともなくなるでしょう。

食べ物がありあまるほどの時代で、とかく体が必要とする以上に食べてしまいがちな今日、食べすぎたものは脂肪となって体に貯えられていますが、この際、血液の中の脂肪量も増えがちで、この状態がつづくと動脈硬化を起こしやすく、そうなれば血管はもろくなり、血液の流れはスムーズにはなりにくく、体のあちこちの働きがしだいに悪くなってしまいます。

私たちの体にとって、動脈は毎日の必需品を運んでくる道路や水道のようなもので、血液が思うように運ばれなくなると、局所の栄養不足や酸素不足となります。一方、老廃物も運びさってもらえないため、ときにはお手あげの状態となってしまいます。

かりに、他はどこも悪くなくとも、一部分に栄養を供給している動脈に故障が生じれば、どこでも悪くなってしまうので、老いは血管からなどともいわれているのです。

命とりになるようなこわい病気の代表格である心筋梗塞や、脳梗塞（脳卒中の半数以上を占めている）という病気も、その多くが動脈硬化がもとの病気なのです。

老化を防ぎ健康を維持することと、病気を予防することは表裏一体なのです。

う　動かせるところはどこでも動かそう
——鍛練とリハビリ

私たちの体はきたえれば丈夫になるし、きたえなければどんどん衰えてしまうことはみなさんよく知っていることでしょう。

オリンピックの選手やサーカスの人たちの演技を見ていると、自分と同じ体の構造をした人間のやることかと疑いたくなるほどにすばらしいものです。

楽器の演奏を聞いても、絵や工芸品などを鑑賞しても、同じ人間でもこんなことがよくできるものだと溜め息が出てしまうことが多いのは私だけでしょうか。

学問の分野でも産業技術の分野でも同様で、どうしてあんなにむずかしいことを考えつくんだろうかとか、作れるんだろうかと感心させられることがいっぱいです。

しかし、どんな分野ですばらしい活躍をされている方々も、一朝一夕にしてできたというようなことはけっしてなく、長い間のたゆまぬ努力、訓練の結果だということは疑いのない事実でしょう。オリンピック選手の特訓のようすをテレビなどで見ますと、人間の体の構造の限界に常に挑戦しているかのごとく感じられます。

一方、いわゆる寝たきり老人は、四六時中寝返りもできずに、自分の体を寝床に横たえたまま、声のする方に顔を向けたくても首すら思うように動かず、目にはいるものは天井だけ。背中やおしりや頭やかかとなどに床づれができていても自分ではそれすらわからず、まわりの人たちの全面介助で毎日をすごしている人も多いのです。毎日がさぞや味気なく、つらかろうと思われます。

寝たきりになった原因の中に、単に体を使わずにいたために寝たきりになってしまったという人が、意外に多いことをみなさんはご存知でしょうか。脳卒中や骨折、失明などの原因がある場合は、やむをえない場合もあるかもしれませんが、それでも早期からリハビリに励み、動かせるところは動かすようにしていればそんなにならずにすむのです。

まして、はっきりとした原因もないままに、「自分は体が弱いから大切にしなければ」と思って、できるだけ体を使わないようにしていた場合は、動かしてさえいたならなんともなかったはずなので、とても残念でなりません。

また、なんとか自分の身のまわりのことくらいはできていたお年寄りが、かぜなどひいて寝込んだり、老人病院などに入院したりすると、とたんになにもしなくなることがあります。たとえば、尿意があってもトイレには行かずにおむつをするようにいわれたり、転ぶと骨折などあぶないからと歩行を禁止されたり、食餌も上げ膳据え膳で、顔もふいてもらったり、風呂も「親切」に寝たままで入れてもらったりしているうちに、いつの間にか入院前まではできていたこともできなくなってしまうことがよくあります。

食べ物も軟らかいものや、細かくきざんだもの、つぶしたものばかり食べているうちに硬いものがかめなくなってしまったり、無意識のうちに働いてくれている呼吸筋などでも、深呼吸などしないでいるうちに弱ってしまい、年をとって肺がこわばり、肺気腫《きしゅ》や気管支炎などになったときには、ひと一倍息苦しさを感じることになるでしょう。

このように、私たちの体は使えば使うほどきたえられ、使わなければどんどん衰えてしまうようなしくみになっているので、常に動かせるところはどこでも動かすように努力しようではありませんか。

こ　転ばぬ先の杖　予防に勝る治療なし
——自覚症状と過信

病気は火事や交通事故などの災害と同じで、私たちにとってたいへん不幸をもたらすものです。だれもがなんとか避けて通りたいものです。

同じようにしているつもりでも、病気や災害にあったり、あわなかったりするため、あたかも運、不運でそうなるのではとさえ思えてきてしまいます。たしかにそうとしか考えられないようなできごともあるようですが、病気に関しては、一般に考えられているよりはずっと少ないだろうと思います。

たとえば、晴天のへきれきのように起こる脳卒中や心筋梗塞も前項でお話したように、けっして運が悪かったからなったとかたづけられないのです。それは、その病気の原因ともいえる動脈硬化症はずっと前から知らず知らずの間にすすみ、自覚症状としてあらわれるのはかなり病気がすすんでしまってからですが、それよりも前の段階で、検査をしてみればキャッチすることができるわけです。

みなさんご存知のコレステロールが多すぎるとか、糖尿病を放置してあったとか、タバコを吸いつづけたとか、肥満を放置していたなどで、自分で早くから注意して治そうとすればなんとかなるようなことが多いのです。そういうことはたとえ医者に注意されても知らんぷりにしていて、あとになって重大な病気が出たからと「自分はなんと運が悪いのか」、「不幸な星の下に生まれた」などと悲劇の主人公のようにガックリきてしまわないでいただきたいと思います。

不幸にして（なるべくしてといったらあまりにも冷酷すぎるでしょうから）重症な病気になってしまった場合でも、それからの心がけしだいで、もっともっと悪くもなれば、逆にめだってよくならないまでも、長い目で見れば少しずつでも回復にむかうことも充分あり、かえって病気になる前よりも総合的には健康な状態にさえなることもありますので、それを信じてがんばってもらいたいと思います。

とはいっても、マッチ一本の火の始末をいつもきちんとしている自分の姿と、焼けあとの整理をせっせとしている自分の姿を思いくらべてみてください。

やはり「転ばぬ先の杖」、予防に勝る治療なしですね。

さ 砂糖・塩・酒とりすぎ注意

――生活習慣病と食生活

ところで病気の予防はどのようにしたらよいのでしょうか。

病気にも色々あります。戦前のように外からのばい菌のために命とりになるような病気もありますし、栄養失調のための病気もあれば、放射線や熱、光によって生じる病気もあれば、空気や水や、食べ物に有害物が混入して起こる病気もあります。

様々な病気の原因がわかってきて、それらの原因に対する治療法が確立されて、多くの病気はしだいに減ってきました。その結果、私たちは昔の人たちとくらべて長生きができるようになりました。

昔は赤痢やチフスなどの伝染病や、肺炎などの細菌感染症で多くの尊い命が奪われましたが、今ではそういう病気そのもので亡くなる人はたいへん少なくなりました。そのかわりに、いわゆる生活習慣病が原因で命をおとす人がとても増えてきたのです。中でも癌、脳卒中、心臓病は日本人の三大死因となっています。したがって病気の予防という場合、生活習慣病の予防をぬきに語れません。

生活習慣病は生活習慣の問題が原因、または誘因となって起こるものが圧倒的です。癌についていえば、発癌物質の暴露、タバコをはじめとする発癌物質の吸入や摂取がその誘因の約九〇パーセントを占めているとも推定されています。

高血圧症発症の大きな原因としては塩のとりすぎ（正確にはナトリウム）は一般にも知れわたっていることでしょう。

ナトリウムは体内の水分を増やす働きがあります。細胞レベルでも同様にいわれています。ナトリウムを多くとると体内の循環血液量の増加をきたし、結果として心臓に負担をかけますし、血圧を上昇させます。また血管壁の一番内側の血管内皮細胞もむくみっぽくなったりし、血管壁の細胞のナトリウムが増えると、血管壁が収縮しやすくなる、結果として血管の内腔《ないこう》が狭ばまり、血圧上昇につながります。さらに、腎臓へ行く血液量が減少すると血圧をあげて腎血流量を増やそうとして、さらに血圧はあがってしまいます。

事実、塩分を多くとっている地方の平均血圧は、少なくとっている地域の平均血圧よりあがっていますし、塩気をほとんど摂取していないブラジルの原住民やエスキモーは年をとっても生まれたときとほとんど変わりない低値を示しているということです。さらに、高血圧の人が塩分を減らせば、しだいに血圧がさがってくることも一般的に経験されているところです。

このように塩分（ナトリウム）のとりすぎが高血圧の原因になっていること、逆にナトリウムをとりすぎないようにすることが高血圧を予防する上で重大な意義があることは、理論的にも統計的にも実験的にもほぼたしかめられているのです。

では塩分はどの程度にひかえたらよいのでしょうか。

一般に日本人の塩分の摂取量は少ないところで一日一〇グラムから多いところで一五～二〇グラムといわれています。

また、塩の最低必要量は一日二～三グラムといわれています。これは塩分としてとらなくても食品の中に含まれているのも加わえての量でよいとされています。なお日常的にその量

食品中の食塩含有量

	食品名	含有量g	食品名	含有量g	食品名	含有量g
魚・肉加工品	塩鮭・辛(1切)	6.5	さしみの盛合わせ定食	6.6	さばのみそ煮	3.4
	塩鮭・甘(1切)	4.6	てんぷら定食	6.8	カレイの煮付け	2.8
	たらこ 50g	3.3	焼肉定食	6.3	いかの醤油焼き(半ばい)	2.4
	アジ開き(1枚)	2.4	煮魚定食	6.0	醤油(大さじ1)	2.9
	シラス干し(20g)	2.4	焼魚定食	6.0	そみ(大さじ1)	2.3
	丸干し(マイワシ3匹)	1.6	えびフライ定食	5.5	ウースターソース(大さじ1)	1.5
	かまぼこ(一本)	3.0	ひれカツ定食	4.8	醤油減塩(大さじ1)	1.4
	焼きぶた(3枚)	1.5	ハンバーグ定食	4.1	みそ(減塩)	0.8
	ロースハム(3枚)	1.2	モーニングセット	1.7	トマトケチャップ(大さじ1)	0.7
	ベーコン(1.3枚)	0.5	かつどん(たくあん2切れ付)	6.9	マヨネーズ(大さじ1)	0.2
	ウインナー(2本)	0.5	握りずし(醤油大1)	5.9	酢(大さじ1)	0.1
即席めん	インスタントラーメン(一袋)	5.3	五目ラーメン	5.8	茶腕むし(卵35g)	1.8
	カップヌードル・カレー味	3.5	うな重	5.6	かに玉(卵1こ)	1.6
	カップヌードル(一個)	2.6	ラーメン	5.2	厚焼き卵(卵1こ)	0.7
漬物・佃煮	たくあん(4切れ)40g	2.8	ひやむぎ	5.1	オムレツ(卵1こ)	0.6
	こぶの佃煮 20g	2.5	てんぷらそば	4.9	目玉焼(卵1こ)	0.5
	福神漬 20g	1.9	焼きそば	4.6	ゆで卵(卵1こ)	0.8
	梅干(大一個)	1.6	カレーライス(福神漬付)	4.2	チャーハン	2.0
	しなちく 20g	1.6	スパゲティナポリタン	4.1	ピラフ	1.7
	奈良漬け(2切れ)	1.4	カレーうどん	4.0	赤飯(1杯)	1.5
	白菜の塩漬1人分 50g	0.7	スパゲティミートソース	3.7	ドライカレー	1.3
	らっきょう 30g	0.4	握り寿司	3.2	茶飯	1.3
	ピクルス 20g	0.1	サンドイッチ	2.3	おにぎり(1こ)	1.0
肉料理	酢豚(1人分)	3.3	ビーフシチュウ(1人分)	1.7	ローストチキン(1本)	1.3
	焼きとり(3本)たれ付	2.9	ハンバーガー(一こ)	2.2	フライドチキン 80g	1.2
	すき焼 100g	2.8	ピザパイ(1こ)	1.6	稲荷ずし(3こ)	3.1
	しゅうまい(5コ)醤油付	2.7	コンソメスープ	1.4	マーボ豆腐	3.2
	肉団子・甘酢あん(1人分)	2.6	ポタージュスープ	1.2	冷や奴(半丁)	1.8
	ポークカレー(1人分)	2.6	肉じゃが(1人分)	3.1	湯どうふ(半丁)	1.6
	ハンバーグ・トマトにこみ	2.4	きんぴらごぼう 50g	1.5	納豆(半パック)	1.3
	豚しょうが焼き(1人分)	1.9	トンカツ(1人分)ソース	2.0		
	しゃぶしゃぶ 125g	1.7	トンカツ(1人分)	1.1		

日常食塩摂取量と年齢と血圧の関係

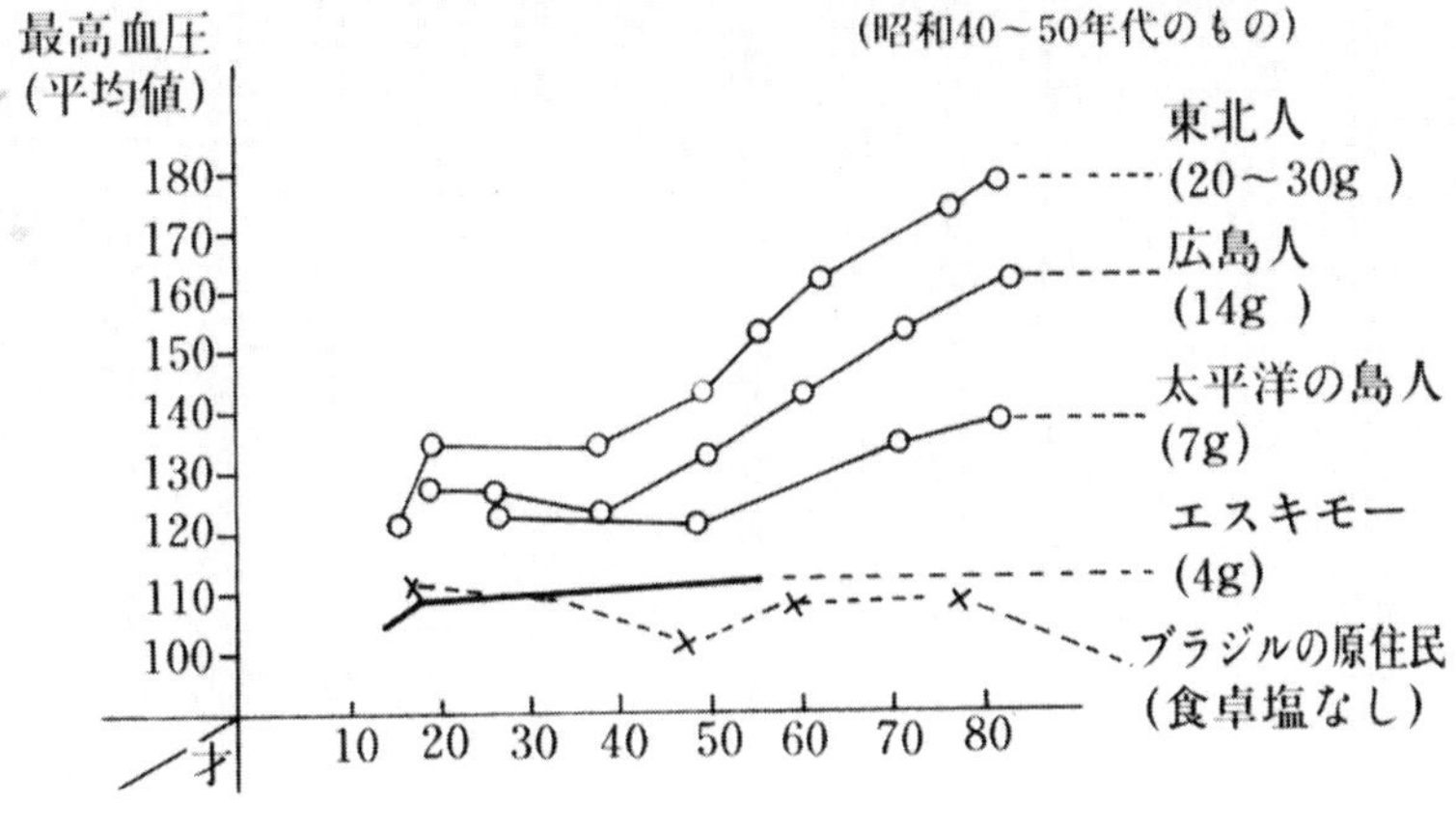

にまで減らさなければ効果が出ないということではなく、一日一〇グラム未満、できれば七グラム以下ぐらいにいままでに減らすことにより血圧をさげる効果が見られます。

ところで、私たちの味覚は乳幼児期からの経験で形成されてくるといわれており、そのころからしょっぱいものを食べていると、その味に舌が慣れてしまい、それ以下だと物足りなくなって、よりしょっぱいものがおいしく感じられます。そのころからうす味のものに慣れていれば、少ししょっぱいものでもまずく感じて、あまり食べなくなるでしょう。長年の習慣は恐しいもので、塩分が多くても少なくてもこれが普通だと感じてしまいがちなのです。

ですから、どのくらいの塩分を毎日とっているかは、やはり調べてみる必要があります。なにをどのくらい食べたかを調べることにより、おおよその塩分量は出ますが、尿中に排泄される塩分の量を測定することによっても、塩分のとりすぎかどうかがわかります。ぜひ自分の家族の塩分量を調べてみましょう。そして多すぎたら減らす努力をはじめましょう。

次に砂糖と健康との関係ですが、砂糖のとりすぎは、糖尿病の素質のある人では発症させることはよく知られているところですが、それ以外にも重大な弊害があります。

脳卒中や心筋梗塞になった人が「酒もタバコも塩気もあまり好きでなかったのに、どうしてこんな病気になんかなったんでしょう」とたいへん残念がり、不思議そうに聞かれる場合があります。よく聞いてみますと大の甘党で、まんじゅう、きんつば、ケーキ、甘納豆など食べたいだけ食べていた、なんてことはけっこうあります。

糖尿病にこそならなくても、動脈硬化はひどく進んでしまっていたことでしょう。酒やタバコをやらないからと安心し、健康診断などぜんぜん受けていなかった人が、突然、倒れて大さわぎになりやすいのです。

アルコールの飲みすぎによる弊害はあまりにもよく知られています。

アルコールは百薬の長などといわれますが、実際、私たちの体はアルコールを毒物としてとり扱っているようです。

アルコールが体に吸収されると肝臓はアルコールを分解します。その働きは一日のアルコール摂取量として九〇グラム（日本酒三合相当）ぐらいまでとされています（一二時間で処理できる量として）。毎日、それ以上のアルコールを飲みつづけていれば、当然、肝臓に障害があらわれてきます。一般に一日五合（〇・九ℓ）を一〇年間飲みつづけた人は肝硬変になる確率はたいへん高いのです。

アルコールはその飲み方しだいでは精神的緊張をとりのぞき、血行をよくし、食欲を増してくれるでしょうが、飲みすぎると肝臓ばかりでなく、胃も膵臓《すいぞう》も、さらに脳神経にまで悪影響を及ぼします。

アルコールのために人格の崩壊にまでいたってしまう人もあるのです。こうなったら百薬の長どころではありません。アルコールのために人格崩壊、家庭崩壊、最終的に命まで失なうような場合はまさに諸悪の根源となってしまいますので、量をまちがえないで飲んでいただきたいものです。

〈資料〉小林豊子著「こころに残る患者さん達」より「アルコールが生んだ病気」参照

た　たばこ吸い　挙げ句の果ては酸素吸い

――肺ガン

生活習慣病の予防にとって、もっとも大切なことと私が考えていることは、タバコをや

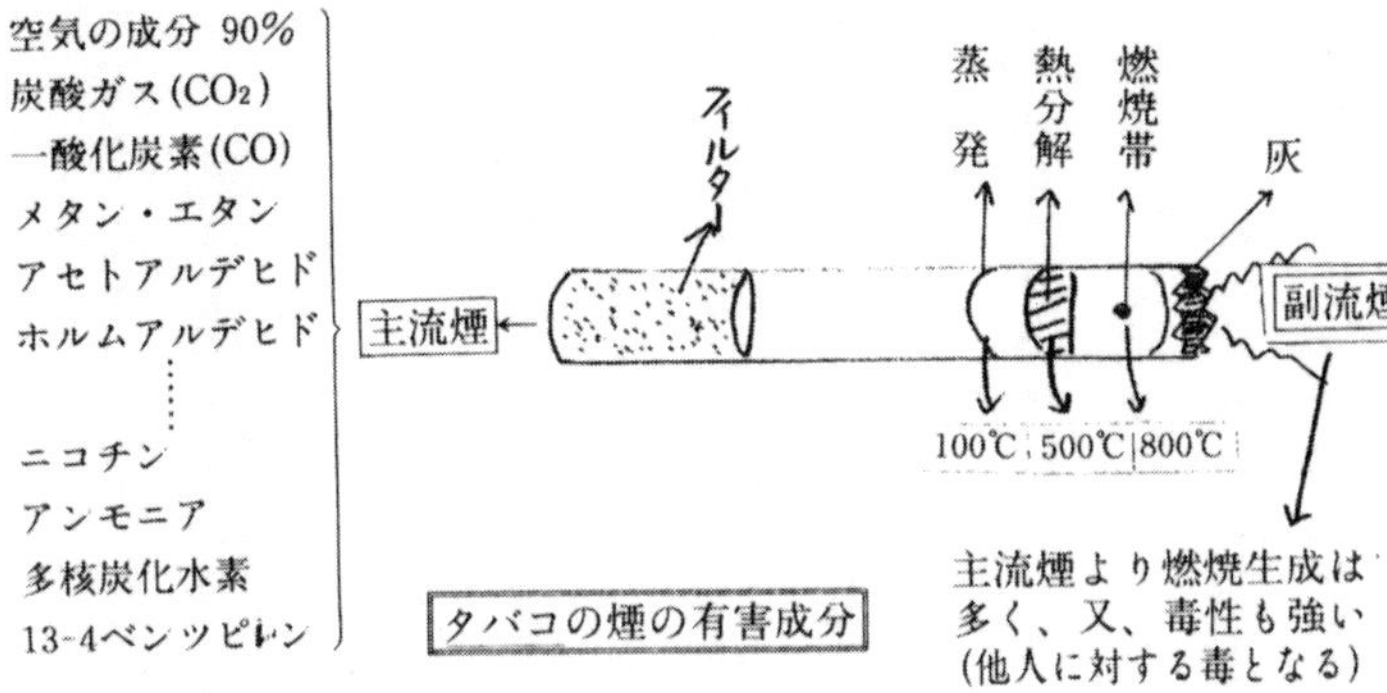

タバコの煙の有害成分

めることです。なぜなら、日本人の三大死因であるガン、心臓病、脳卒中のすべてとタバコは関係があるからです。

タバコは「毒物の缶づめ」といわれているように、あの一本の中にかぞえきれないほどの有害物質が含まれているのです。

まず第一に、ニコチン、そして一酸化炭素などの気体成分、もっとも問題の多いタールの中には四〇種類を越える発癌性物質が含まれているといわれているのです。中でも三～四ベンツピレン、トリプリファンP_1・P_2は発癌物質の中でも強力なものです。

タールの発癌性について世界ではじめて証明したのは日本人で、山極勝三郎博士ですが、彼はうさぎの耳に一日おきにコールタールを塗りつづけ、約半年後にはその部分に皮膚癌を発生させているのです。以後、世界のあちこちでその事実がたしかめられ、癌の原因として発癌物質の存在が大きくクローズアップされる出発点となったのですが、その実験とまったく同じことを世界中から志願した医学と無縁と思われる人々がやっているのです。

ひょっとしたら、あなたもそのひとりかもしれません。すなわち毎日毎日、何年間もタバコを吸いつづけていることです。タバコのやに（タール）は、口からのどから気管を通り肺へと運ばれ、それぞれの部分にくっつくことでしょう。

気管支には中に侵入しようとする異物を外に出そうとする働きがありますので、その一部は黒っぽい痰《たん》として放り出されますが、悪いことにタバコの中のもう一つの毒、ニコチンによって気管支の繊毛の働きが落ちているために、有害物を体外に送りもどす働きが衰えてしまっていますので、結果的にはうさぎの耳ではなく、のどや気管支のかべにコールタールを長年塗りつけることになるのです。

今ではタバコにフィルターがついているので、その量は微量かもしれません。しかし、ちりも積もれば山となるで、タバコ吸いの人の肺は現にコールタールで真っ黒です。

ところで、このように発癌性のあるものは販売禁止や製造中止とされているのに、なぜかタバコほどはっきり有害と確定されているものが自由自在に売られているのです。

タバコや酒や他の栄養の摂取量と死因を一七年もの長きにわたって二六万人あまりものの

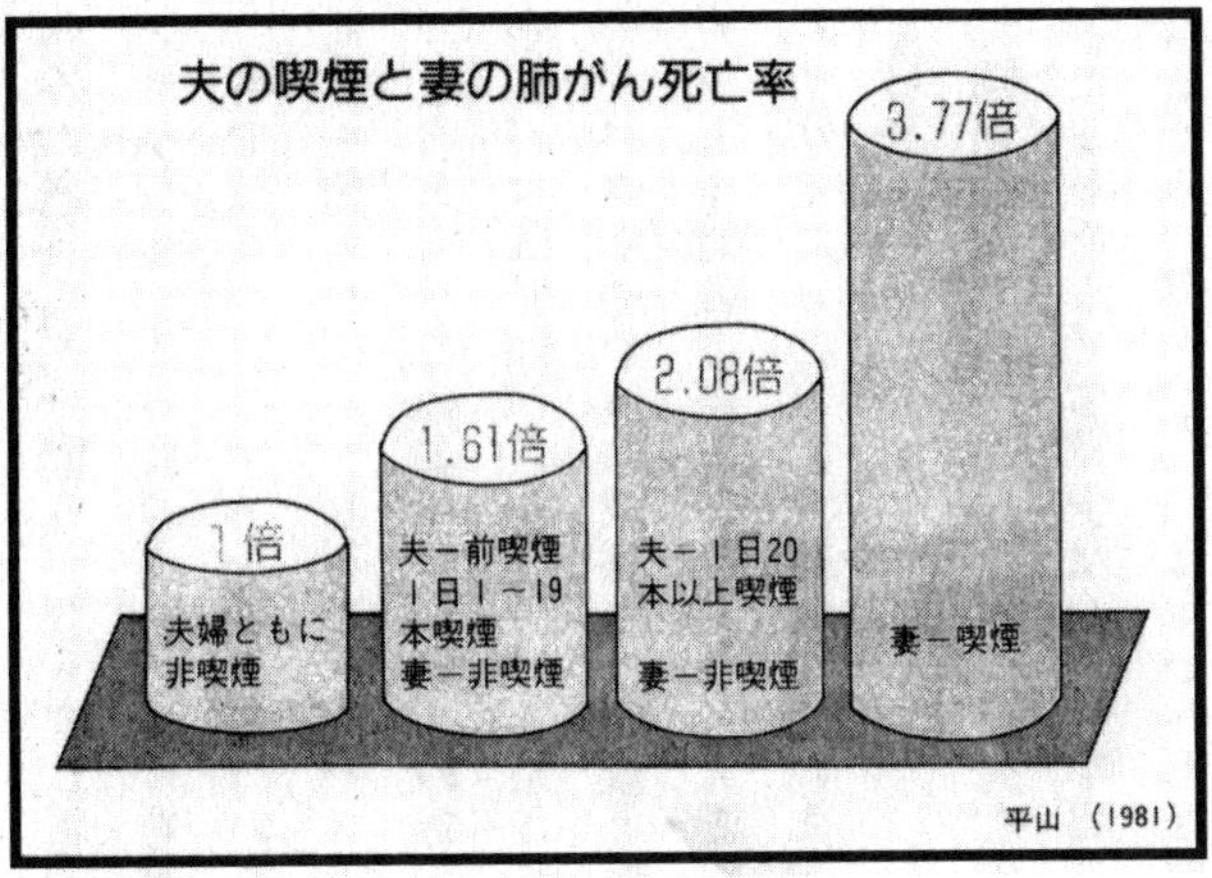

人々を対象に調査した結果が元国立ガンセンター疫学部長、平山雄先生らにより発表されてすでに四〇年以上経過していますが、ヘビースモーカーが喉頭《こうとう》癌でなくなる確率の高さは恐しいものです。

同先生によれば、日本人の全死亡の約二二パーセントが実にタバコによるものということになるそうです。少なくても年間一四万人の人がタバコのために亡くなっている計算になるそうですが、これはたいへんな数字です。

「こんな数字、別にどうってことないよ」

とヘビースモーカーは負けおしみをいいます。

「タバコを吸わなくたって肺癌で死んだ人もいるし、タバコの煙にまかれて一生くらしていたって、肺癌になんかならずに九〇歳まで生きた人だっているんだから、私はそんな数字では驚かないよ。かりに肺癌になったって、どうせ人間一度は死ぬんだから、吸いたいものぐらい吸って死んだほうがましだ。私はタバコを吸う権利があるんだ。その権利を誰も奪うことは許されないんだ」

などとがんばる人もいます。

これは、ちょうど車がひっきりなしに通っている車道をひとり勝手に歩いているようなものです。そんなことをしても、もしかしたら、まわりの車がうまくよけて走ってくれて交通事故にあわずにすむ場合もあるかもしれませんが、交通事故にあって死ぬ確率はきちんと歩道を歩いている人とくらべたら何十倍か高いだろうと私は思います。

ですから、そういうことをする人はさすがにいないのに、それに匹敵するようなことを平気でしている人のなんと多いことか。これは、まだ交通事故のような結果が身近にあらわれないためではなかろうかと思います。

しかし、結果が出てからではもう遅いのです。どうか悪い結果が出る前に、タバコの害から命と健康を守るために、声をあげて訴えている人々のいうことに耳を傾けてほしいと思います。病気の苦しさはなってみなければわかりませんが、とくに肺癌の末期の苦しみは筆舌に尽しがたいものがあります。

空気が思いきり吸えない。二酸化炭素がうまく外に出せないで体内にたまってしまう。こういう苦しみをみなさんは経験したことがあるでしょうか。

かぜで鼻がつまっただけでも苦しいものですが、まだ口から息を吸えばなんとかなります。しかし、肺癌、とくにタバコが原因でなりやすい癌の場合は、鼻から息を吸おうが、口から吸おうが、もっと先（気管支や細気管支）で空気の通りがさえぎられますので、吸っても吸いたりない苦しみでしょう。これは、水におぼれたり、のどに餅などをつかえて死にそこなったりした経験がある方は、きっとわかることでしょう。

肺癌の末期の患者さんの苦しみは恐しく、たとえ病院に入院して酸素吸入をしたり、点滴注射を一日中したりしていたとしても、麻薬を使わない限りとり除かれにくいでしょう。

患者さんは苦しさのあまり、ウー、ウー、とうめき声をあげつづけ、私などはその場から逃げ出したくなるほどでした。癌の患者さんは最後まで比較的、頭はさえていて、不安感も強く、よけい苦しむようです。

緩和ケアの概念が確立される以前は、私たちは色々としてはみましたが、結局、苦しみをとり除くことができず、ほんとうにむなしい気持になってしまいました。こんな患者さんに出会うたびになんとかもっと早く病気が見つからなかったものか、そして悪いところを手術してとり除いてしまえなかったものかとくやまれますが、それは実際問題としてはなかなかむずかしいことなのです。

肺癌も他の癌と同様、初期のうちに症状が出にくく、また、かりになんらかの症状が出たとしても、タバコを吸っているために出やすい症状と思われやすく、気がついたときにはもう手遅れということにもなりかねません。

年に二回の胸のレントゲン検査と痰の細胞診の検査をしっかりとつづけ、もしも疑わしい所見がみつかった場合には、直接、気管支のレントゲン写真（気管支造影）をとったり、気管支内をのぞいてみる検査（気管支ファイバースコピー）をすることになりますが、これらの検査もなかなかたいへんな検査です。もちろん肺癌を手遅れにしてしまうことにくらべたら、くらべようもありませんが……。

こんなことをしなくてもすむ方法がないものかと考えてしまいます。

できてしまったものを早くさがして対処せざるをえないことはあたり前のことですが、肺癌にならないようにすることこそもっとも大切だし、たいへんなことです。ここで、肺癌とタバコの関係が理論的にも、統計的にも、実験的にも証明されているのですから、そこをなんとかしない方法はないのです。しかも、タバコの害は肺癌、喉頭癌に限ったものではありません。

フィルターも素通りの一酸化炭素は、肺の中で酸素を血液内にとりこむ量を減らしてしまいます。そんな状態が長年つづいているのです。いってみるならば、慢性一酸化炭素中毒や慢性酸欠状態といえる状態になっているのです。

その結果、血管の動脈硬化がすすむということもわかってきています。動脈硬化はコレステロールのとりすぎだけが原因ではないのです。タバコもその原因になっていたのです。動脈硬化がもとで生じる病気の代表格はもうご存知でしょう。脳梗塞、心筋梗塞でしたね。これは一酸化炭素で下準備がされて、最後のとどめをニコチンがさすのです。ニコチンは血管を収縮させる働きがあり、ただでさえも内腔が狭くなり、血の通りが悪くなっている血管をさらに細くするのですからたまりません。

血流は乱れ、血管の壁にぶち当たり、血は固まりやすくなり、とうとう固まって、つまってしまうでしょう。そうなってからバタバタするのです。演劇でいえば初舞台です。それまでの準備期間が長いことをお忘れなくお願いします。

こうして肺癌、脳卒中、心筋梗塞、気管支拡張症、肺気腫など、タバコを吸いつづけ、挙げ句の果てに酸素吸入をしなければ苦しくてどうしようもないような状態となっていくのです。

ぜひタバコを吸わずに、はじめから酸素の多い、きれいな空気を胸いっぱい吸うようにしましょう。

ふ　風呂上がり　のってみようヘルスメーター　肥りすぎも栄養失調

――肥満症、糖尿病

生活習慣病の中に病気の問屋のような病気があります。それは糖尿病です。

最近、糖尿病の人がたいへん増えてきています。二〇〇二年時点、治療中の人だけで全国で三七〇万人以上、未治療の人を含めると七四〇万人以上の人が糖尿病と推測されています。

なぜ、こんなに糖尿病の人が増えているのでしょうか。その原因と考えられることが現代社会の日常生活に見い出すことができます。

まず、食糧事情がよくなり、食べすぎの傾向になってきていること。とくに食事の内容が欧米化し、カロリーの多い脂肪類を多く食べるようになってきたこと。それと相まって交通機関の発達や工業の発達の結果、体を動かさなくてもすむようになり、運動不足になりがちとなったこと。それに輪をかけて社会生活、人間関係の複雑化がすすむ中、精神的ストレスが増してきているため、それらが糖尿病の素因を持った人に、糖尿病発症の誘因（引き金）として作用しているからと考えられています。

糖尿病になりやすい体質を持つ人の数が急に変化するものではありませんので、生活環境が糖尿病の増加にもっとも大きくかかわっているといえるでしょう。中でも食べすぎ、運動不足は結果として肥満をもたらしますが、その肥満は糖尿病発症の重要な誘因となっています。

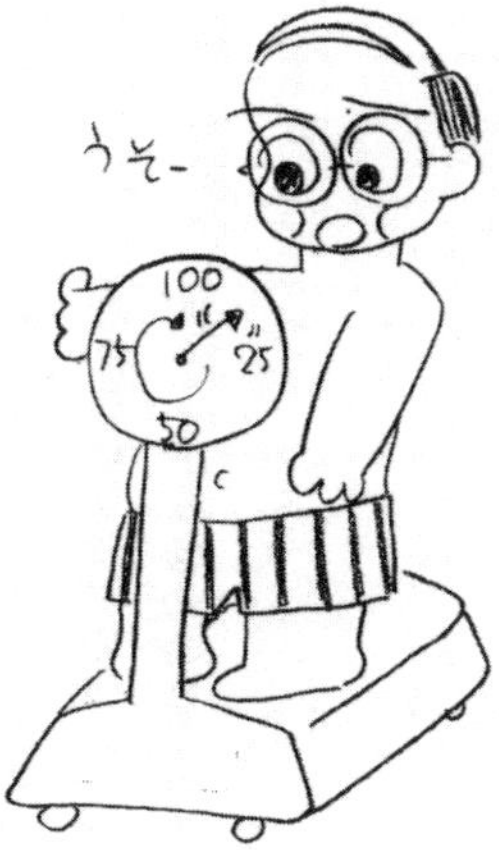

なぜ肥りすぎが糖尿病発症の誘因となるのでしょうか。はっきりしたことはまだわかっていませんが、おおよそ次のように考えられています。

肥りすぎていることは、必要なエネルギーより多くの栄養をとりすぎているための結果といえます。食べすぎや運動不足によって過剰となった栄養（エネルギー）は、体の中に貯蔵されますが、その際にインスリンを多く必要とします。インスリンは膵臓のランゲルハンス島（膵臓の内部でインスリンを分泌する細胞が集まっている部分）というところから必要に応じて分泌されている物質です。その作用の絶対的、または相対的不足によって糖尿病は発病するわけですが、必要以上の栄養を脂肪として貯える際に余分に使われてしまい、はじめのうちは膵臓もなんとかインスリンの分泌量を増やして対応していますが、酷使された膵臓は疲れが出て、やがてインスリンの分泌が減り、糖尿病が発症するのではといわれています。現に糖尿病の初期にインスリンの分泌が増加している現象がよく見受けられます。

ところで肥っている人は、全員が糖尿病だというわけではありません。しかし、たとえ糖尿病ではなくても肥りすぎは体に様々な悪影響を及ぼします。

第一に心臓に対する負担が増すことです。肺にも肝臓にも悪影響は及びます。思うように体を動かしにくいためによけい運動不足となり、筋力や敏しょう性が衰え、下肢痛とくに膝痛に拍車をかけます。気持もめいってしまって増々活動が鈍り、悪循環になってしまうこともあるでしょう。

こうして今や肥満（ふとりすぎ）は一つの病気といえるのです。

昔でしたら肥っていることは健康優良、栄養良好とされたでしょうが、今はそうではありません。肥りすぎも栄養失調に含まれてしまいます。

今、若い女性を中心にやせる必要のない人でも、さらにやせよう、細身になろうとしている一方で、肥満症として一刻も早く治療をすべき人が、なにもせずにいる現象があるように思います。

ところで、肥りすぎかどうかはどうやって判断したらよいのでしょうか。

それは、もっとも体調のよい体重がちょうどよい体重といえそうですが、実際上は調子のよし悪しはあくまで主観的なもので、これが一番よいと思っている状態でも、条件が変わってみたら、もっともっとよくなったという場合はいくらでもあります。

標準体重ということばをよく耳にされると思いますが、これは元々アメリカのある保険会社が死亡率の低い人たちの体重と身長の関係を統計的に割り出して求めた体重のことで、現在は色々な関数式が求められています。

式にあてはめて出た数字はあくまで一応の目安であって、ぴったりその数字でなければいけないということではけっしてありません。その値を中心にプラス、マイナス一〇パーセント以内にはいっていればまず問題ありません。それを越す場合はやせすぎ、肥りすぎといい、それが二〇パーセントを越した場合は治療の対象となることが多いのです。

体重は一日のうちでも微妙に変化していますので、一定の条件で測り、その大きな推移を見ることが大切で、五〇〇グラムくらいを増えた減ったと一喜一憂することは、ばかばかしいことだと思います。

早朝、空腹時でトイレをすました後の体重が測れれば一番よいでしょうが、朝はなかなかたいへんでしょうから、夜、風呂上がりに体重を測る習慣をつけるとよいでしょう。週一回グラフに記録できればきっとなにかのときに役立つでしょう。

風呂上がり　のってみようヘルスメーター　肥りすぎも栄養失調。

〈資料〉理想体重kg＝身長（メートル）の2乗に22をかけた数字。

例えば、身長160㎝の場合、理想体重は56・32kg（1・6×1・6×22）です。

よ　予防対策　みんなの力で

——伝染病と核廃絶

予防にまさる治療なしとは、多くの人の認めるところだろうと思います。

今まで主に生活習慣病の予防のお話をしてきましたが、予防対策の必要性、優位性をはっきり教えてくれているのは生活習慣病ではなくて、いわゆる細菌感染、ウイルス感染を主とした伝染病です。それぞれの病気の原因となる細菌、ウイルスの同定にはじまり、その生活歴、感染経路が明らかにされる中で、衛生環境の整備、中でも上下水道の整備、食品の管理、汚水汚物の処理管理、さらには予防接種の法定化などにより徹底した予防対策がとられた結果、今では病気そのものにもお目にかからないようなものまであります。

天然痘は地球上から撲滅されたのです。赤痢、コレラ、ペスト、腸チフスなどもほとんど見かけません。小児マヒの生ワクチン投与がきちんと行なわれるようになってから、小児マヒの発生もほとんどゼロに近いのです。結核もひところ国民病と恐れられていたころと比べれば、ずっと減ってきています。

これらはどれも国をあげて予防対策にとりくんできた結果だと思います。

今では生活習慣病がもっとも問題の病気とされ、予防対策もはじまってはいますが、それはほんとに緒についたばかりといえます。現に生活習慣病と切っても切れないタバコ対策についても考えてみても、タバコの箱に「健康のために吸いすぎに注意しましょう」という標示がされ、タバコの販売、宣伝は多少減り、禁煙車や禁煙スペースも増えてはきていますが、いまだに国の財源として自由販売され続けている現状ではないでしょうか。

また、大気汚染や水質汚染を起こしている大企業の規制を軽くし、もう公害問題は解決されたかのごとき態度をとるようになってきています。

さらには健康破壊という面ではもっとも恐るべき、核兵器の持ち込みをなんらの検査もなく、単にアメリカが「核兵器はのせていません」といっているから安全だ、としてきたのはいったい誰でしょうか。

核兵器をのせ、使うための艦船が正常に機能するためには核兵器がつみ込まれていなければならないことくらい子どもでもわかるはずです。そして、その艦船が日本の港に寄港しているということは、とりもなおさず核兵器が日本に持ち込まれているということになるのではないでしょうか。

日本の安全のため、ということばはなにを意味するのでしょうか。核兵器が身近にあるかぎりどんな事故が起きないともかぎりません。現に、つい最近も事故が起きていたことが発覚されたではありませんか。こんなことも知らなかったで、日本国民の命が守れるのでしょうか。

命を守るための世界共通の予防対策の第一は核兵器廃絶だと私は考えます。日本においては、今すぐ非核三原則を守ることだと思います。これは他の健康管理のように一人ひとりバラバラにやれるものではありません。たとえば、自分だけが助かろうと核シェルターを作っている人があるようですが、まわりのすべての生命が絶滅した中で、どうやって自分だけ生きつづけるつもりでしょうか。

全世界の人々と手をとりあって、一刻も早く核廃絶をしようではありませんか。これが、予防対策、みんなの力での最優先課題でしょう。

そ　早期発見　命を救う

——ガン予防12か条

予防がいかに大切かよくわかっていただけたと思いますが、すべての病気が予防できるわけではなく、いくら予防しようと努力しても残念ながら病気にかかってしまうこともあります。

このことは、交通法規をどんなに守っていても交通事故にあってしまう場合と似ています。また、常日ごろから火の用心をしっかりやっていても、放火や飛び火や漏電《ろうでん》、落雷などで火事になる場合だってあります。

自分は予防対策を充分しているから病気になんかならないと信じてしまって、健康診断をしようとしない人をときどき見かけます。症状が出てきても、そんなはずはないと思い、ひどい場合は、診断が確定していてもがんとして受け入れようとしない場合すらあります。

いくら予防をしていてもかかってしまう病気は、次の段階で進行をくい止め、治療しなければなりません。その際、早く見つければ見つけるほど早くよくなるでしょう。それは火事の消火と同じことです。

まったく同じ病名でもその進みぐあいで予後（その後の経過）は、まったく変わってしまいます。

たとえば、同じ胃癌でも病巣の広がっている範囲が粘膜下層《ねんまくかそう》までにとどまっている場合は、胃の部分切除術を行なえば約九五～九八パーセントは助かるまでになっていますが、手術の時点ですでに粘膜筋板《ねんまくきんばん》を越えて広がっている状態であれば、手術しても完治する確率は約六〇パーセント以下にさがってしまいます。なぜならば後者の場合、原発巣《げんぱっそう》（はじめに癌ができたところ）以外に転移している確率がぐーんと高まるからです。

今、日本人の死因で一番多い癌で命を落とすか否かは癌にかかるか、かからないかによって決まるというより、癌をいつ発見するか（癌の診断がいつつくか）で決まってしまうようなものだと思います。早期に見つかりさえすれば、癌になってもそのために命を落とすということは、ひと昔前と比べればずいぶん減っているのです。

さらには癌にかぎらず肺炎でも胃潰瘍《かいよう》でも脳卒中でも心筋梗塞でも糖尿病でも基本的には同じことです。虫垂炎（いわゆる盲腸炎）一つとってみても、炎症が軽く虫垂内にとどまっている場合と比べ、それがひどくなって破れて（穿孔《せんこう》）、汚れた腸内容や膿が周辺にばらまかれて腹膜炎となってしまってからでは手術はたいへんです。その後の回復も悪く、体力がひどく衰えている人では命とりになることすらあるのですから、病気は早く発見して軽いうちに治すということがとても大切なことだとわかっていただけると思います。

〔資料〕がん予防12か条

①偏食しないでバランスのとれた栄養をとる
②ひどく焦げた部分は食べない
③同じ食品をくり返して食べない
④かびの生えたものは食べない
⑤食べすぎを避ける
⑥過度に日光に当たらない

⑦深酒はしない　⑧過労を避ける
⑨喫煙は少なくする　⑩体を清潔に保つ
⑪適量のビタミンA・C・Eと繊維質のものを多くとる
⑫塩辛いものは多量に食べない、あまり熱いものはとらない

け　健診を受けて確かめよう　自分の健康度

――生活習慣病健診

どうしたら、病気の早期発見はできるのでしょうか。

なんらかの症状が出てから病気とわかってからでも遅くないような病気の場合は、軽い症状もばかにせず、変わったことがあればかかりつけの医師の診察を受けて、重大な病気の前ぶれの症状ではないかどうか診断してもらうことが大切です。

一方、なんの症状がなくても進行していて、なんらかの症状が出てきたときには手遅れと

なりやすいような病気の場合は、それでは間にあいません。

なんの症状もなく、自分は健康だと思っても、ぜひ健康診断を受けるようおすすめします。とくに生活習慣病健康診断、種々の癌検診（現在、行政として胃ガン検診、子宮ガン検診、乳ガン検診、肺ガン検診、大腸ガン検診、前立腺ガン検診が行なわれています）をぜひ受けるようにしましょう。

生活習慣病健診の内容は市町村によって異なり、期間や費用負担の割合もばらばらなようですが、いずれも生活習慣病を早期にチェックするための問診、診察、測定、諸検査をするものです。検査内容は、尿、血圧、貧血の有無、コレステロールなどの脂肪、肝臓機能検査、糖尿病の検査、高血圧や脳動脈硬化の有無や程度を見るための眼底検査、心臓の働きをチェックする心電図などが行なわれています。

対象者は基本的には四〇歳以上の人となっていますが、地域によっては職場健康診断を受けている人は除く、通院中の人を除くなど制限が設けられているところもあるようですが、生活習慣病健康診断の定められている老人保健法には資料のように定められています。生活習慣病健康診断は本来ならば国が行なうべき事業ですが、地方自治体に依託して行なっているのですから、それが充分、法に定められた目的が達成されるように行なわれるべきだと私は思います。

受診率が全対象者の二〇〜三〇パーセントなどというのではどうしようもないと思います。消費税にたとえていうならば、法律は通っても二〇〜三〇パーセントの人からしか税金を徴収していないようなもので、消費税の場合はけっしてそんなことはしないでしょう。

私たち住民もせっかくできた制度ですから、忙がしいとか、自分は大丈夫だから、めんどうくさいなどといわずに受けるべきだと思います。この制度ができたばかりのころは検査項目が少なく、これで生活習慣病健康診断かと感じたほどでしたが、最近では多くの要求が一定程度受け入れられ、内容も少しずつ充実する方向にあるようですので、さらに必要な項目や、受診しやすい条件を要求していって、真にどんな生活習慣病も早期発見できるようにしていきたいものです。

病気の早期発見ができれば、手遅れで命とりにならずにすみますし、健康だと判定されれば、なおさらうれしいことで、安心して暮らせることでしょう。

健診を受けて確かめよう　自分の健康度。

〈資料〉〈生活習慣病健康診査の受診〉

四〇歳以上（子宮ガン検診は三〇歳以上）の希望者に保健所、市町村保健センター、医療機関、検診車などにおいて。

①一般診査（問診、理学的検査、血圧測定、検尿など）　②精密検査（循環器、貧血、肝機能、血糖などの諸検査）

③胃ガン検診（問診、間接または直接X線撮影、胃内視鏡検査）

④子宮ガン検診（問診、視診、細胞診および内診を基本とし、必要に応じてコルポスコープ検査）を行なう。

市町村長は、健康診査の受診者から検査に要した費用の一部を徴収することとしており、その額は実際にかかった費用のおおむね三分の一程度である。ただし七〇歳以上の老人や低所得者については、徴収を免除されることになっている。

⑤乳癌検診　⑥前立腺癌検診　⑦大腸癌検診　⑧肺癌検診

なんともなくても　定期健診

——胃ガンの進み方

「また生活習慣病健診の時期がやってきました。この一年なにもなくぶじにすごせました。

「今年もまた自分ではなんともありませんが、健康診断を受けたいと思いまして」と受診される方、見るからに生き生きしています。自分の仕事に、趣味に力いっぱい生きていることでしょう。

一年前の健康診断の結果、なんの異常も見られなかった人でも、現在はどうなのか、さらに今後はどうなるのかということはわかりません。昨年、健診を受けて異常がなかった人の中には、今年、手遅れという人はほとんどないとは思いますが、病気によっては、今ここで見逃がしたら来年では手遅れになってしまう、という場合はいくらでもあります。

胃癌を例にとってみましょう。

胃の粘膜のどこかの細胞が一つ癌化したとします。その段階では、おそらくどんな検査をして見てもなにも見つからないでしょう。

胃癌検診は異常なしです。そして一年間そのままになっていますと、癌化した細胞ははがれ落ちてしまって、そのまま育たないかもしれません。しかし、どんどん増殖をくりかえし、顕微鏡を使えばどうにか見えるくらいになっているかもしれません。病状はまったくないでしょう。この時点で胃のレントゲン検査をしても、おそらくその病巣を見つけ出すことは不可能だと思われます。すなわち胃癌健康診断結果は異常なしです。

こうして、二年間異常なしと判定されます。次の年はもう少しすすんで胃のレントゲン検査でも、もしかしたら？　とあやしまれるものが見えるかもしれませんが、胃内視鏡検査をしてたしかめないかぎり、まだ診断はつかないでしょう。

この時点で「胃カメラは苦しそうだからやめておこう」となってしまった場合、胃癌の診断がつかずに、また一年そのまますごしてしまうことになります。

そして次の年、「毎年、胃癌健康診断をやってきたが、いつも異常なしだったから、もういいや。たまには休もう」とやめたとします。しかし、実際には、癌は分裂をくり返し、着実に進行しつづけているかもしれない時期なのです。

癌の進行の仕方と時間との関係をグラフ化した場合、そのグラフは直線的にはならないとされています。ある時期までに非常にゆるやかな曲線で進行してきたものが、ある時期から一挙に急カーブを描いて増殖進行するたぐいのものがあり、私たち臨床医からは非常に恐れられています。ひどい場合、一～二か月前に異常なしと判定されたものが、その後、なんらかの症状が出て、どうしてもおかしいと思って再検査を受けたら、あっと驚くような典型的な胃癌として診断されるような場合もたしかにあるのです。

こういう場合、一～二か月で急に癌になったのではなく、それ以前から癌だったがどう

動脈硬化の程度と症状・諸検査異常

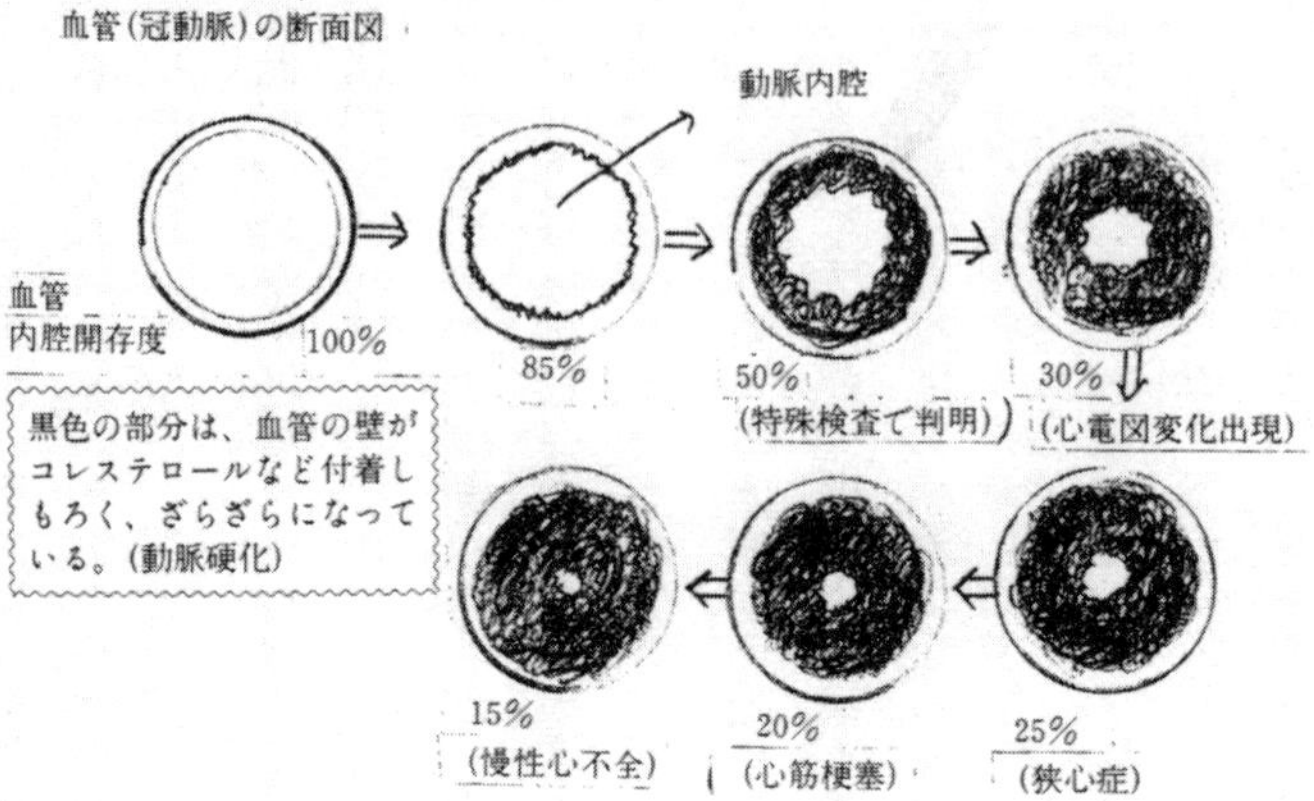

しても見つからなかっただけなので、それをどう見つけるかということで専門家のさかんな研究が行なわれています。内視鏡的には色の変化やわずかな表面の凹凸や模様の乱れなどがめやすとされ、その部をつまみとってきて（バイオプシーという）、顕微鏡で調べれば、癌と診断ができるとされてきていますが、やはり検査にはタイミングが大切なようです。

癌の部分が胃の内腔の表面にちょうど顔を出していないと、内視鏡で見てもわからないことがあるのです。詳しい検査をしてもこういうことがあるくらいなのですから、症状がないから大丈夫と検査を受けなかったら、胃の中がどうなっているかぜんぜんわからないといっても、けっしていいすぎではありません。

このことは、動脈硬化症を例にとってみても同じことがいえます。ある動脈に硬化がすすんで、かりに動脈の内腔が半分に減ってしまっていたとしても、ふだんの生活をしていれば症状的にはなんの変化もあらわれないといわれています。なんらかの症状（主に狭心症状）が出はじめるのは七五パーセントぐらいまで内腔が狭まってしまってからだとの報告もされています。

しかし、なんの自覚症状も見られない時期でも眼底検査や心電図検査、とくに負荷心電図をとってみると、動脈硬化を示す特徴が認められるのです。

動脈硬化も生まれてからこの方、長年がかりですすんできたもので、急になったというものではありませんが、それがもとになって起こる脳卒中や心筋梗塞は、あるとき突然、発病します。健康診断は動脈硬化症で要注意、要治療といわれていても、なんの症状もないので放っておいたというような場合がずいぶん多いのです。これでは健康診断をやったかいがありません。

健康診断で異常が指摘された場合は、ぜひその異常を改善したり、悪化させないための対策を講じなければなりません。それはなにも薬を飲む、注射をするといったことではなく、主に日常生活の中の問題点をさがし出し、それを改善させてやることが第一です。

さらに、合併症のチェックのために検査が必要となるでしょうし、時間がたつにしたがって進行するようなのか、変わらないのか、改善されているかの検査も必要となるでしょう。これらのことをするために、どうしても病・医院と関係を持つことが必要となってくるのです。病・医院とは浅く長くかかわっていきたいものです。

つまり、あまり重症の病気にならないうちでしたら、年に一〜二回のおつきあいでも結構なのです。いわば浅いおつきあいです。しかし、末永くよい状態がつづけられるよう定期受診が必要なことは、今までお話してきたとおりです。この逆はよくありません。

ふだんはまったくかかわりのなかった人が、ある日突然、生死をさまような状態で入院されたとしましょう。そうすれば四六時中、医療関係者が目を離せないような集中治療が行なわれ、家族や友だちや職場の人たちとまったく絶たれ、病院とだけの深い深いつきあいとなってしまいます。もしかしたらそのまま家へ帰ることも、ひょっとしたら家族の姿を見ることさえもできないかもしれないのです。病気が治ればまだよいのですが、生死をさまようような病気であれば最善をつくしても治らず、短期間のうちに最期を迎えてしまうこともあるのです。まさに病院とは深く短いおつきあいとなってしまうのです。そうならないために、ふだんから、なんともなくても、定期健康診断を受けましょう。

き

気をつけよう顔色　便色　尿の色

——貧血、血尿

残念なことに、健康診断を受けても、すべての病気の有無が前もってわかるわけではありません。健康診断の際、問診といって自分の体のようす、主になんらかの病気を疑うような症状がないかどうかを尋ねる項目があり、それに正確に答えていただくことがたいへん大切なことです。

問診でなんらかの病気を疑う場合、健康診断後、精密検査が必要となってきます。問診は現時点での症状だけでなく、過去一年間の健康上の変化が大切となります。たとえば、体重の変化、食欲の変化、顔色の変化、便や尿の色の変化、体温や脈拍数の変化などもわかれば病気を診断する上でたいへん参考になります。これらのことを知ることは簡単そうなことですが、案外むずかしいものなのです。

顔の色も自分自身で鏡に写してみたり、家族や友人や同僚の間で気をつけて見あっている習慣がついていると助かります。

顔色が青白くはないか、黄色っぽくはないか、赤っぽくはないか、すすけたような色になってきてはいないか、さらに、しわが増えたり、減ったりしていないか、まぶたの変化はないかなどなにか気がついたときはカレンダーにでもメモをしておいて、一週間以上もつづいたり、さらに症状が増すような場合は一度かかりつけへ受診した方がよいでしょう。

また、顔のようすにかぎらず、自分の体から出るものはなんでも観察しておくことが大切です。大便、尿、痰、鼻水、おり物、吐いた物、おならなど「きたない」などといわずに観察し、気になったら記録したり採取したりするくせをつけておいてもらいたいものです。重大な情報がそれらの中に隠されていることが多いからです。

ひどい貧血状態で病院に運ばれた人に便のようすを聞いてみますと、便など見たこともないという人もたくさんいますが、中には「もう何か月も前からときどき真黒いコールタールのような便が出ていた」とかいうことはよくあることです。一般にコールタールのような黒い便は消化管（主に上部消化管＝口腔、食道、胃、十二指腸）からの出血を意味します。ただし、レバーやサシミなどの食べ物の影響でそのように見える場合もありますので、即断はできません。黒い便が出ていることはわかっていても、それがなにを意味するのかを知らなければ放置してしまい、手遅れになってしまうこともあるでしょう。

尿でも同じです。肝臓病の初期で黄疸があらわれるのに先立って、尿の色がかっ色調をおびてきます。単に尿が濃縮しただけで黄色が濃くなったのとはちがった色になります。尿の色をよく観察し、気になるものは紙コップなどにとって見ることが大切です。そして、その一部を病・医院に持って来ていただければ問題のものの検査ができます。

大便や尿だけでなく、痰でも鼻水でも同様なことがいえます。きれいなビニールやポリ製の小容器に入れて、早めに持って来てもらいたいと思います。その際、チリ紙やティッシュなど水分を吸ってしまうようなものは好ましくありません。また、量もあまりたくさんでなくても検査はできます。すでに受診中の方は、あらかじめ専用容器を病・医院からもらっておかれると都合がよいでしょう。

か

軽い症状でもばかにせず

――脳卒中、ガンのはじまり

常日ごろから自分の健康、家族の健康、仲間の健康に注意をはらっていれば、ちょっとした体の変化に気がつきやすいものです。家族の方が、たまに会うだけの医師以上に的確に症状をとらえている場合がよくあります。

「どうもよく転ぶようになった。ものを落したり、食べ物をこぼすようになった」

「少し動いただけでハーハーして、横になっていてもおさまらないどころか、なんだかよけい息使いが荒いようだ」

「昔好きだったものをこのごろは食べようともしなく、なんとなくだるそうにしている」

とかいう家族からの指摘で受診され、脳血栓症のはじまりだったり、心不全状態だったり、胃癌や肝臓癌、膵臓癌が見つかったりするものです。

さきにお話しした便や尿の色の変化が重大な体の異常を物語っているように、これらは、ひょっとしたら見すごしてしまったり、気づいていても放置してしまったりすることもあるようなものかもしれませんが、実際には非常に重大な症状なのです。

とりこし苦労をすることはよくありませんが、自分勝手に年のせいだとか、一時的な疲れだとか、天候のせいだとか決めつけてしまい、専門家に見てもらわずに民間療法にたよってときをすごしてしまうと、とり返しのつかないことになりかねません。

とくに、かなり進行してしまうまで症状が出にくいのが一つの特徴でもある癌については、そういうことが多いように思います。色々民間療法をやっていても、どうもはかばかしくなく、周りの人たちが見るに見かねて、いやがる人をむりやり病院へつれて来たとき、すでにおなかに腫瘤《しゅりゅう》が大きく触知《しょくち》できるまでに進行してしまっていたり、リンパ節に転移があったり、黄疸や腹水が出てきていたりする場合がまだまだあるのです。

こういう状態では、せっかく受診されても、よくなるどころかますます症状は悪化してしまうことが多く、ひどい場合はそのまま入院となって、とうとう一度も家へ帰ることもできずに最期となってしまうこともあるのです。

こういうときの苦しさ、つらさは言葉に言い表せないものがあります。それは、患者さん本人はもとより、その患者さんをとりまくすべての人が味わねばならないものなのです。もう少し早くなんとかならなかったものかといくらくやんでも、この患者さんにとっては、もうどうにもなりません。これからそれぞれが最善をつくすしかないのです。

症状は日増しに増えて、とくに精神的な苦しみ、不安ははかり知れないものがあろうかと思います。肉体的、精神的苦痛をいかに少なくするかということと、残された人生をいかに有意義にすごしてもらえるように周りの人たちがふるまうか（普通こういう状態の場合、患者さん本人には病名や進みぐあいについてありのままには告げないのが一般的なようです）がもっとも大事な課題となってきます。この際、患者さん自身を蚊帳の外においてしまうようなことがあってはなりません。急激なショックを受け、精神力の衰えを招かないように注意しながら、今後、自分の身の上に起こってくるのであろう事態を、少しずつ悟っていけるようにすることが好ましいと私は考えています。

自分をとりまくすべての人々が、自分のために最善をつくしてくれていると実感する中で、自分自身も限界を自覚しつつも最善をつくす、生きる努力をするということしかないように私には思えます。軽い症状からはじまった病気も、こういう、せっぱつまった状態になってしまうのだということをあえて医療の現場から訴えたいと思います。

軽い症状でもばかにせず、かかりつけへ！

ひ　病院ぎらいに　手遅れ多発

——なぜ病院はいや？

それにしても、なぜこんなになるまで病院へ行こうとしなかったのでしょうか。このことを明らかにすることは、病気を手遅れにしないためにたいへん重要なことだと私は思います。一つの原因として病院ぎらいがあげられます。

私たち医療関係者は「病院に早く来ないからいけないんだ」といって、すごしてしまうわけにはいきません。なぜ病院ぎらいの人が多いのかを見なければなりません。

病院ぎらいという人からよく聞く言葉は、

「病院ってところはおっかないところだ。なにをされるかわからない」

「まともにものがいえない。なにかいえば怒られる」

「いかめしくて行きにくい」

「陰気なところだ」

「病気が見つかるのが怖い」

「行けば注射されたり、やたらと検査をされたりして怖い」
「お金がいくらかかるかわからない」
「待たされてたまらない」
「あの消毒の臭いがイヤだ」
「医者や看護師がつんつんしていて、いばっているからいやだ」
「病人だらけで、よけい自分もおかしくなってしまう」
「病気をうつされるからいやだ」
「ああしろ、こうしろと、うるさいことばかりいうからいやだ」
「関係ないようなことまで根掘り葉掘り聞かれるからいやだ」

などなど、たくさんあるようです。

これらの中には誤解や偏見もありますが、なるほどそうだったのかと、私たち自身も反省させられるものも多くあります。それらは今後、医療機関側が改善していかねばならないことだと思います。

また、よく理解していただけるような、努力をはらっていかなければならないところだと思います。病気の手遅れの原因が私たち医療機関にあっては困ります。

この点についていえば、せっかく早い時期に病院へ行ったのに、早期に診断できなかったという事態もあり、いっそう私たち医療関係者のたゆまぬ努力が求められていることを痛感します。

医学的専門知識や診療技術の向上とともに、患者さんや家族との適切な人間関係を日々、健全に保たねばならず、これらの点で現在、自分自身心苦しさを感じます。

患者さんに活かされることのない、知識や技術を身につけることのみに没頭するのではなく、ときには批判的な気持をいだくことで、自分自身が日進月歩の医学に無関心になっていることを正当化してしまっていたら、信頼して来てくれている患者さんを結果的に裏切ってしまうかもしれないと思うと、身がひきしまる思いがします。

私たち臨床家は基礎や、専門分野の研究者たちが昼夜をわかたぬ努力で研究し、解明してくれた真理や技術を実際の患者さんの診療の場で、早く正しく活かしていくことが任務と思います。そこがうまくいかなかったら、大学や研究機関で行なっていることの意義も半減させてしまうでしょう。

ただ残念なことに、現実問題とすれば、医療の現場で真に必要とされる知識や技術と、必ずしもかみあわないような研究が、ときには興味本位と思われるように行なわれていると感じさせられることもあります。学会で発表して、恥をかかないように、データをそろえることを一義的に考える。目の前の患者さんの治療をする上で直接、必要とされないようなことまで検査するようなことから、先に出された「病院へ行ったらなにをされるかわからない」「検査ばかりされる」「お金がいくらかかるかわからない」「根掘り葉掘り聞かれる」「いいたいこともいえない」などの不満ともなってあらわれてくるのではないでしょうか。

医療の現場においては、患者さんの受診目的と病院側の医療行為の目的が一致していることは、もっとも基本的なことであると思います。

こういいますと、「かぜの症状を治してもらいたくてかかったのに、かぜはそっちのけで、胃や腸の検査ばかりされた」という不満を正当化するように感じられるかもしれませんが、前にものべましたように、かぜ症状は呈していても、そのもとにある病気によるものかもしれませんので、それらをチェックすることは早期発見をする上でとても大切となるため、一見、的はずれに感じられるような検査が必要な場合もあります。これらは、患者さんたちにも理解をしていただきたいものだと思います。

いずれにしても、もっと患者さんや地域の人たちが、いやがらずに気軽にかかれるような医療機関にしていくよう、みんなで努力していきたいと思います。

「あそこの病・医院へ行っただけで病気がよくなったようだ。生きる自信がわいてきた。人生が楽しくなってきた」というぐらいになりたいと、今、私は夢をふくらませています。

ら　楽に死ねる薬なし　病気治して楽往生

——自力更生

病院ぎらいとは逆に、むしろ病院通いが日課の患者さんも中にはいます。そういう人は、えてして、病院というところは万能で、どんなことでも治してくれるところと、過大な期待をかけている場合が多いようです。

「自分は素人で病気のことはまったくわからないから、先生よいようにしてやってください」

と、全面委任です。

しかし、そういわれても、こちらも困ります。現に生活しているのは本人なのに、病気のことは先生にお任せとはいかないのです。

なぜならば、生活の中にこそ病気の原因があることが多く、また、病気を治すのも自分自身だからです。私たち医師は病気を治すわけではなく、病気が治りやすいようにお手伝いをするだけなのです。薬や注射が病気そのものを治しきるわけではなく、病気の原因となっているものをとり除いたり、弱めたり、治そうとする体の動きを高めたり、病気の結果、生じている特定の症状を和らげたりしているだけなのです。

ですから、それらのことに役立つものは注射や薬にかぎらず、日常の生活改善や心の持ち方、環境の整備など多くあるのです。これらのことは医者ができることではなく、患者さん自身や地域社会、行政でしかできないことが多いのです。ですから、それらのことを無視したり、軽視して、薬や注射にたよることは、治療する上で片手落ちとなってしまうのです。

医者へ行きさえすればどんな苦痛もとってくれる、と本気で考えているわけではないにしても、そうしてほしいと本気で願っている人たちは、きっと多いことでしょう。

「先生、楽に死ねる薬をくださいよ」

と、たのまれることもあります。

冗談ぽい顔ではなく本気に、しかも急にそんなことをいう人もいるのです。しかし、あちこちが悪いわけでもなく、むしろこの人はこの年でなんと丈夫だろう。この調子でいくと、きっと健やかに長生きできそうだ、というような人から、そんなことばを聞くこともあり、耳を疑うことがあります。

しかし、考えてみると、このまま苦しまずに楽に死にたい……、という気持は誰もがいだいている願いなのでしょう。

その願いがかなう方法は唯一つ……、楽に死ねる薬を飲むことではけっしてなく、一つひとつの病気を早いうちに治して天寿をまっとうすることのみと私は思います。どんな病気も楽に死ねるというのはないようです。たとえ、はたから見て、あるいはあとから想像して楽そうだと思われても、実際は苦しいにちがいありません。

テレビドラマなどでは、話をしていてカクンと首を垂れたかと思うと、そのまま楽に息をひきとり、最期となるシーンが多いようですが、そうなる前までに、やはりなんらかの苦しみがあったにちがいありません。

しかし、その苦しみをのり越えて、安らかな最期を迎えられたのだろうと思うのです。やはり、楽に死ねる薬なし、病気治して楽往生ということになるでしょう。

や

薬害追放　みんなの力で

――薬と副作用

さて、薬に対して過剰に期待をかけている人とは逆に、薬の副作用をひどく恐れるあまり、薬という薬はいっさい使わないという人もたまに見かけます。病院に来る人の中にもいますので、病院に来ない人にはもっと多いでしょう。

たしかに、サリドマイドという安定剤を母親が妊娠中に飲んだために発生した無指症という奇形児や、キノホルムという整腸剤を飲んだためとされているスモン（亜急性脊髄視神経症）をはじめ、ペニシリンショックや薬剤アレルギー性の肝機能障害、薬疹、胃腸障害などは身近で経験された方も多いかもしれません。

どんな薬も私たちにとって都合のよい作用とは裏腹に、不利になる作用をかね備えているのです。都合のよい作用を薬効、不利となる作用を副作用といいますが、薬によって薬効と副作用の出方がそれぞれ異なり、比較的、副作用の出にくい安全性の高い薬と、薬効と副作用の幅がせまい、使用上とくに注意を要する薬があります。

さらに、私たちの体には、外からの異物に対してアレルギー反応を示す、体質的なものを持っていて人それぞれです。ビタミン剤に対してまでも、アレルギー現象を起こす人すらあります。

ですから、薬は怖い、いつなんどき、どういう副作用や薬剤アレルギーが出ないともかぎりません。だから、いっそのこと薬は飲まないにかぎるという気持もよくわかるような気がします。しかしながら、すべての薬がそうだということではけっしてなく、むしろ問題となるのはごくわずかで、薬のために症状を悪化させずにすんだり、合併症を招かずに病気をコントロールできている方が実際にはずっと多いのです。

たとえば、今にも血管が破れそうにまで上昇している血圧は、降圧剤を使うことにより明らかにさがります。その結果、脳出血を起こさずにすむかもしれません（確定的なことは医学の分野ではなかなかいえません）。

インスリン依存性の糖尿病（インスリンの注射を絶対的に必要とする。もし、しなければ糖尿病のために死亡する危険性が高い）の人が、注射の副作用が怖いとインスリン注射を拒みつづけたらどうなるでしょう。副作用が怖いどころか糖尿病性昏睡におちいり、ほうっておけば死んでしまうでしょう。

全身のひどい尋麻疹《じんましん》で、かゆさのあまり気が狂いそうだったり、一睡もできなかったり、さらにひどい場合、のどの粘膜まで腫れて呼吸も苦しくなり、血圧が低下して（ショック状態という）いるようなとき、薬の副作用が怖いからと、なんの薬も使わずにいたら命の危険が生じてしまいます。それこそ、薬の副作用で最期となってしまいます。こんな場合、適切な薬を使えば、みるみる効果が出て症状が消えていくのがふつうなのです。

このように、薬は使い方しだいということがいえます。必要でもない薬をやたらと飲んだり、長期に飲んだり、勝手に飲んだり、薬以外の治療法を無視したり、副作用の出る危険性を無視して飲まされたり、病・医院や製薬会社の思惑で飲まされたりすることの中に、薬害の危険が潜んでいるのだろうと私は考えています。

ですから、やたらに薬ばかりほしがることのないよう、患者さんにお願いしたいと思います。また、もしも薬のために体調が悪いと感じたときは、遠慮せずに薬を処方してくれた医師に症状を話していただきたいと思います。

よく、

「どうも変だ。変だと思いながら薬を飲んでいたが、全部飲み終えたらよけい悪くなってしまった」

「どうも変なので、あの薬は飲まずにほとんど捨ててしまった」
「他の医者へ行って薬をもらって飲んでいる」
「他からもらった薬だが、副作用がないかどうかみてほしい」
などという人もいます。

薬を持って来ていただければ、まだなんとか調べることもできますが、飲んでしまった薬で、その名前もわからなければ、薬が悪かったのではといわれても、投薬した医師でなければはっきりしたことはわかりません。症状があるうちでしたらなんとか推察ぐらいはできるかもしれませんが、それでもたいへん困難なことです。

薬は医師の指示どおりしっかり飲んで、もしも不都合が生じた場合は、できるだけ早く主治医に連絡をとり、どうしたらよいか聞いていただきたいものです。電話だけではよくわからないこともありますので、めんどうとは思いますができるだけ受診をしてほしいと思います。それは、薬を変更したり、副作用の治療を急がねばならない場合もあり、今後の健康管理に重要な意味を持つからです。

薬害を防ぐには、患者さんと医師だけで注意すればよいということではけっしてありません。国と製薬会社が責任を持って、安全性の確認を徹底してもらうことがいっそう大切なことでしょう。

私たちは、きちんとやってくれていることと信じて薬を使うしかないのです。また、患者さんは医師の出してくれる薬を、自分の症状を改善するのに適した薬を選び、適量を出してくれたと信じて飲むしかないのです。ですから、新薬許可や見直しの際には、責任を持って行なってほしいと思います。

薬害追放　みんなの力で！

の　野の草に秘められし力　命を救う
——薬草、漢方薬

薬についてもう少し考えてみましょう。

薬の副作用が大きくクローズアップされるようになってから、漢方薬や民間療法、自然食ブームの波が押しよせて来ました。これらは自然に存在するものが主で、昔からの長い経験にもとづき、副作用の危険性が低いと考えられたからでしょう。

元々、西洋医学の薬も自然界のものの中からその有効成分が分析され、その成分の含有量や純度を高めたり、化学的に合成したり、最近ではバイオテクノロジーで生み出してきたものです。

製薬会社の研究室では、何千もの化学物質の中から病気の治療に有効とみられるものを探し出す研究が、各社きそってつづけられてきているとのことです。何千ものうち、たった一つか二つの物質が薬として日の目を見ることになるそうですが、製薬会社の数も多いため、年間には日本だけでもかなりの数の物質が有効性と安全性のふるいにかかり、新薬として誕生しているのだそうです。いってみるならば、企業が薬として売れるもの、もうかりそうなものをめざして次々と市場に送り込んで来ているということです。そして、その販売合戦もたいへんなものです。

薬の数の多いことときたらたいへんなもので、有効成分は同じでも製薬会社によってみんな商品名がちがっていますし、薬価もそれぞれ異なります。先発メーカーのものと後発メーカーのものでちがっているのです。現在の医療をよく薬づけ医療と批判されますが、こうしたもの余りな状況の中にいて、患者さんも医師もそれに慣らされてしまったために生じたという一面もあろうかと思われます。

　苦痛や悪い状態を改善してくれて、しかも自由に手にはいるとなると、やはり薬に手が出てしまうのです。さらにまた、かぜとわかったら「休養と栄養をとっていたら、自分の体の中にそのかぜのウイルスに対するインターフェロン（ウイルス増殖抑制蛋白）ができてウイルスを排除し、体がもとにもどっていくから、一～二週間仕事を休み、症状はつらいでしょうが、がまんしてのり越えてください」といえるような状況にないため、患者さんはとにかく早く楽にしてほしい、「明日も山のような仕事が待っている……」、病院もその要望に答えられなければその患者さんは再び受診しなくなる……。

　こうして医療自体、今の資本主義社会の制約の中、経営を成り立たせていかねばなりません。不本意ながらもかぜの注射をし、症状をできるだけ和らげることを目的とした、いわゆるかぜ薬も処方せざるをえないのが現状なのです。

　よくいわれているように、薬を多く処方して、薬の購入価と保険点数の利ざやをかせごうなどと思って薬を投与している医師は少ないのではないかと思います。

　薬づけ医療を改めていくためには、製薬会社のあり方にも批判の目をむけてもらいたいと思います。薬づけ医療でもうかっているのは大製薬会社だけだ、といってもいいすぎではないでしょう。

ところで、こんなにどっさりと薬があってもぜんぜん治らない病気がいくつかあり、患者さんたちは、わらをもつかむ思いで自分に効く薬を探し出そうとしていることでしょう。巷にあふれる週刊誌の宣伝文句に期待をかけ、霊芝、紅茶きのこ、卵油、ビワの葉……、などを試み、一時は効いたような感じになり、喜んだのもつかの間、病名には勝てずに苦しみを耐え忍んでがんばっている方も多かろうと思われます。

今までも自然界の中から命を救ってくれるような薬が見つかってきたのですから、これからだってまだまだきっと見つかると期待をかけずにはいられないことでしょう。

今後は単一の有効成分というより、種々の成分がそれぞれの持味を発揮し、しかも、それぞれの人体に対する不都合な部分を消しあってくれるようなものが、数多く自然界から見い出されることがとくに期待されていると思います。それらは、むしろ薬というよりは、食べ物に近い存在といえるでしょう。また、昔にもどってしまうようでなんだかいやな気になるかもしれませんが、逆に昨今のバイオテクノロジーとやらの勢いは、むしろ、そら恐しいものを感じます。

人間にとって都合のよいもの、中でも経済面で有益なものを求めて、どんどん自然界の神秘とされてきた部分にまで人間の手がはいり、見かけ上は人間の幸せにつながっているように見受けられるかもしれませんが、その行きすぎの結果はその場になってみないとわからないということでは、人間の最後を意味するかもしれないとさえ感じさせられます。

なぜならば、将来を見通した行動をとれることが、人間のもっとも大きな特徴だからです。

私は、大自然の中に命の支え、命の救いを求めたいと思います。野の草に秘められし力命を救う。

〈資料〉野の草から生まれた医薬品の例（「薬用植物栽培全科」藤田早苗之助著――農文協刊）

〈野の草から生まれた医薬品の例〉

アスピリン……ギリシャの草根木皮的治療から

ジギタリス（強心剤）……イギリス　〃　（毒草）

キニーネ……南米　〃

レセルピン（降圧剤）……インド　〃

エフェドリン……麻黄から

グリチルリチン……甘草から

ヨクイニン……ハトムギ
アラントイン……コンフリー
アバン……つるにちにち草
ソイステロール（高脂血症用剤）……大豆
クレスチン……サルノコシカケ
スコポラミン……アメリカチョウセンアサガオ（毒草）
モルヒネ……ケシ（毒草）
コルヒチン……サフラン
サントニン……ミブヨモギ、クラムヨモギ
硫酸アトロピン（鎮痛、鎮ケイ剤）……ベラドンナ

れ　レッツ　自然に戻ろう　科学の行きすぎ

――自然と科学

人間は今、地球上を支配しているといえますが、地球の歴史をふりかえって見るならば、同じ生物がずっと地球を支配しつづけてきたことはありませんでした。

あるときは海中の魚類が、あるときは両棲類、すなわちトカゲの仲間、中でも、もっともよく知られているのは恐竜たちが支配してきましたが、それらも絶滅したり、細々と子孫を残して現在にいたり、それにかわって今、人間が自然界の生物たちを自分の都合のよいようにしようとしています。

自分の何倍もの大きさのクジラを獲って食べたり、加工したり、ゾウを動物園やサーカスで見せものにしたり、野山を切り開いて野生の動物たちのすみかを奪い、人間の食料になりそうなものは家畜としてエサとすみかを与え、うまい肉となれ、毎日どっさり乳を出せ、玉子も毎日生んでくれ、それらはみんな、われわれ人間様がいただきだ……。

草花を人間の好みの色や形や大きさに変え、気に入らないものは雑草として根こそぎにし、ときには除草剤をかけて枯らせてしまう。科学の力でお金さえ出せばきれいな花、甘い香り、おいしい食べ物など、なんでも人間が手にするようになってしまいました。

私の子どものころは、米作りにしてもほとんど人の手でやっていました。田植えは苗を一本一本ていねいに手で植えました。その後、何回も田の草とりをしました。今のように除草剤などはまきませんでした。

ですから米の中にこびえ（ひえ）も混っていました。こびえが混っているような米はおそらく供出米にはならないでしょうが、ヒトが食べて食べられないものではないのです。ただ、おいしくない、見た目が悪いというだけで価値のないもの、不要なもの、排除すべきものとなっています。それこそ科学の力で排除してきたものが、農業技術の進歩といえるのではないでしょうか。しかも、いかに人間が自分自身の体を使わずにできるかということと並行して追求されてきたように私は思います。

しかし、除草剤の人体への影響、とくに長期にわたる影響、子孫への影響はどのように考えられてきたのでしょうか。

ベトナムでアメリカ軍による枯葉作戦と称した除草剤の大量空中散布が生んだ、あのベトちゃんとドクちゃんのような子どもたちから、私たちはなにを学ぶべきなのでしょうか。ただ、かわいそうだ、ではすまされないのです。人ごとではないと私は思います。

目先の都合ばかり考えた生活をつづけているうちに、私たちは知らず知らずの間に人体に有害なものを多くとってしまったり、逆に必要なものが不足したりし、一方、体を動かさないため体力は衰え、ものの価値感も変わり、肉体的にも精神的にも不健康な状態となってしまっているのではないでしょうか。

一方、こうした中で健康に対する関心も高まり、自然食品や雑穀食がブームのようになってきています。やはり、科学の行きすぎに対する一つのささやかな抵抗なのではないでしょうか。

宇宙食のようにその成分が分析されて、すべてわかっていて、今の人間の知識の範囲内でなんのむだも、なんの不足もないような食品の開発がいっそう進むであろうと想像できます。もしも、そのようなものを食べて生きていくようになった場合、人間は他の生物に進化していってしまうような気がします。

私たち人間は宇宙のしくみ、人の体の成り立ちなどについて驚くほど多くのことを知りえたと思います。そして、まさにこの地球の王者としての発展を、いっそうたしかなものにしていけるかのごとき幻想をいだきつつあるかもしれません。

神のなせる業とされていたことが次々に解明され、ついには試験管ベイビーまで生まれる世の中となりました。自分の精子や自分たちの受精卵——もうまったく別の個体となるべき——まで冷凍保存ができるようになり、自分が子宮で育てて、腹を痛めて生まなくても、他人の「おなか」を借りて自分たちの子を生むことまでできるようになりました。冷凍保存の受精卵の数を増やし、その冷凍期間をいくらでも長くしたらどうなるのでしょうか。もしかしたら、そのうちに他人のおなかを借りるのではなく、人工子宮だって作るかもしれません。

また、病気にかからないように、もっと長生きできるようにと遺伝子の組みかえもされて、保存されることだってできるかもしれません。もしかしたらもっと背が伸びるように、鼻が高くなるように、遺伝子が組みかえられることだってされるかもしれません。今の科学の方向や勢いは、そういうことだって容易に想像させるものとなっています。

臓器移植も輸血にはじまり角膜、腎臓、肝臓、心臓、骨とだんだん進み、どこまで進んでいくのでしょう。やがて脳みそまで全部とりかえてしまうようなことにもならないともかぎりません。体中の臓器がとりかえられてしまったら、さて、私は誰でしょう。次々に古くなったり悪くなったら、とりかえられつづけたらどうなるでしょう。

そんなことはできっこないし、やりっこないよ、と多くの人々は思われるかもしれません。しかし、今まで人間の様々な要求をかなえるために人間は自然に働きかけ、自然を自分たちの都合のよいように変えようとして科学が発達してきたのだと思いますが、この方向をこのまま進みつづければ、そういうことになってしまうのではなかろうかと思われます。

もうそろそろ、今の科学の方向性がこれでよいかどうか、一歩立ち止まって考えてみなければならないときにきているのではないでしょうか。

私ごとになりますが、私の祖父は九八歳まで長生きしましたが、その秘訣を聞かれるたびに「別にこれといったことはないが、あえていえば原始人のような生活をしてきたことかねえ」と答えていました。「とにかくよく歩き、粗末なものを食べて、暗くなったら寝るし、明るくなれば起きて一日、汗を流して働く」「頭は使わないと呆けるから」と、鉄道唱歌を最後までくりかえし歌い、県名と県庁所在地や、歴代の横綱の名前などを早口言葉のようにとなえていました。晩年には子、孫、ひ孫の名を順にいうのもよい頭の体操だったようでした。なにせ、子は一〇人、孫は一七人、ひ孫は全員で三〇人近くいるのですから、なかなかたいへんです。

こうして祖父は亡くなる寸前まで呆《ぼ》けることもなく、突然、意識を失なったその日までものを食べ、そのまま親族に見守れる中、昏々と眠りつづけ、三日後に一生を閉じていきました。その生き方を私たちにしっかり伝えていってくれたと思います。

今のように、科学の発達していなかった原始時代の人々も、それぞれの個体はこの世を去っても、人間としての種族を残して今日にいたったことでしょう。

私は今、レッツ　自然に戻ろう、科学のいきすぎ未来に歪み、と叫びたいと思います。

い　胃腸は　心の鏡
——ストレス性胃潰瘍

現在の日本で、自然の営みの中に自分自身の身を任し、自然に逆らわずに生きていくことが、はたしてできるでしょうか。そうやすやすとできることではないでしょうし、また、頑固に徹底しなければならないということでもないと思います。

私たちの祖先が築きあげ、たしかめられてきた文明を引き継ぎ、正しく発展させていくことは、ぜひとも必要だと考えるからです。

他の動物たちと同じように、人間も生きていくために食べ物も必要だし、おそってくる敵に対しては、身を守ることも本能で、それらを否定することはできません。

しかし、同じ人間同士が戦いあい、殺しあい、またはそのための武器を貯えあうようなことはけっしてあるべき姿ではなく、人間としてもっとも大切なものを見失なってしまった結果、生じた誤りだと私は思います。

ヒトはひとりでは生きていけない。ヒトとヒトが協力しあって、はじめて人間として生きていけるということはよくいわれていますが、そのことを忘れて、一人ひとりが自分に都合のよいことだけを追求しつづけたらどうなるでしょうか。

すべての人がまったく同じ考えを持っているならば、あまり問題は生じないかもしれませんが、実際はその正反対といってもよいくらいです。どうしてもお互いに自分のことと同時に相手のことを考えながら、互いに譲りあい、近づきあって、できるかぎり共通なものを見い出し、それでよしとしていかなくてはならないでしょう。それは一対一の対人関係にはじまり、家庭、職場、地域社会、国、世界へと広がっていかねばならず、範囲が広がれば広がるほど、もっとも本質的なもの、基本的なもので一致する。他のことでは異なるのが当りまえで、その異なること自体を認めあうということで人間社会が成り立つのだと私は思います。基本的人権や民族自決権、思想、信条の自由という言葉の意味を、私はそんなふうに考えていますが、いかがでしょうか。

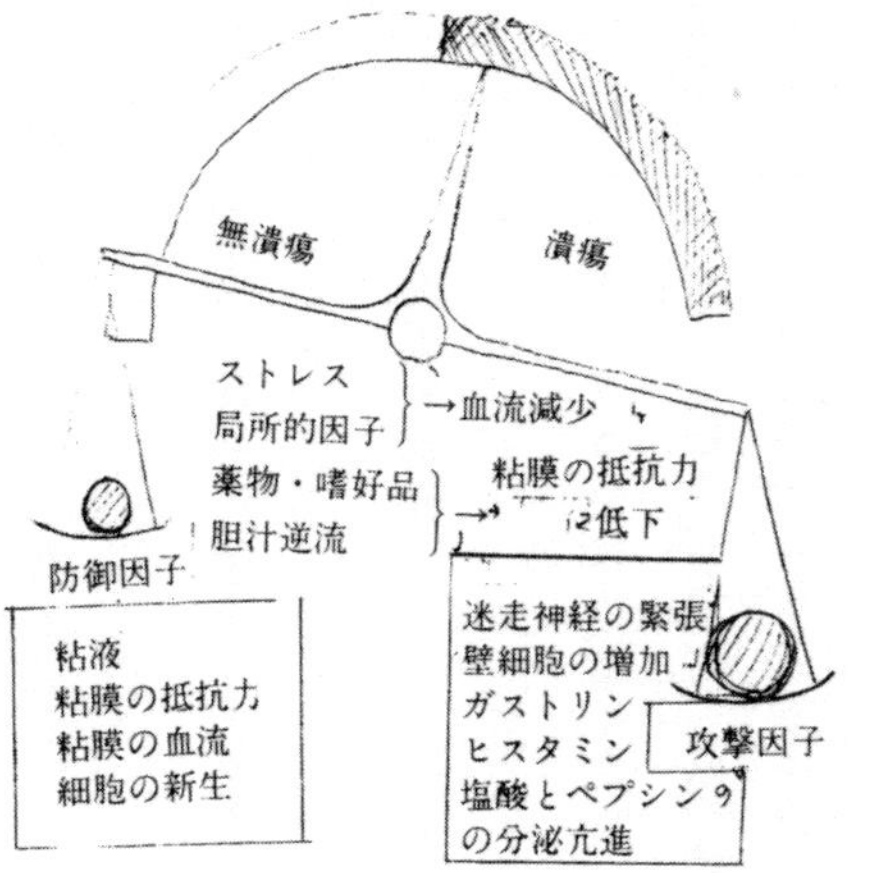

少し話が横道へそれてしまったようですので、もっと身近で、健康と直接関係のあることにもどしましょう。

私たちは今、昔とちがってたいへんストレスの多い社会に生きている、とよくいわれます。

ところで、いったいストレスとはなんでしょうか。ストレスとは「圧迫」、あるいは「緊張」といった意味の言葉で、医学的にストレスとは「外部から加えられた刺激に適応するため、生体の中で生じる一定の状態（ひずみ）」のことをいいます。

ストレスには身体的なもの（暑さ、寒さ、騒音、飢え、感染、過労など）と精神的なもの（不安、緊張、不満、怒りなど不快な感情を起こさせるもの）がありますが、今までずっと私たち人間が住みやすくなるように科学が発達してきたはずなのに、ストレスがよけい増してしまうということは、ほんとうにおかしなことです。

近ごろ、胃腸の具合が悪くて医者にかかる人はとても多いようですし、医者にかからないまでも、ほとんどの人が胃腸の調子を悪くした経験があることでしょう。おなかが痛い、はき気がする、胸やけがする、むかつく、胃がつかえる、胃がもたれる、胃が重苦しい、食欲がない、おなかがはる、おならが多い、おなかが鳴りすぎる、下痢をする、便秘をする、不消化便が出る、ゲップが多い、すっぱい水や苦い水があがってくる、吐くなど様々な症状があります。

これらの症状は、やがて命にかかわるような重大な病気のために生じるものもありますが、なんらの臓器の病気がないにもかかわらず頑固につづく場合もありますので、症状と病気を直接的に結びつけては考えられないものばかりです。

たとえば、胃のつかえやもたれ感が胃癌や食道癌のために生じることもあれば、単なる食べすぎや心配ごとのために生じることもありますし、食欲不振をとってみてもすでに胃癌、肝臓癌、膵臓癌となっているためのものもあれば、暑すぎたり、疲れすぎで食欲が低下することもいくらでもあるでしょう。下痢や便秘も同様に結腸癌や腸閉塞などのためのこともあれば、試験が近づいたり、新しい職場にはいって緊張したりしているためだけで生じる症状でもあるわけです。

おなかの痛みがつづくため、胃や腸や膵臓、胆のう、腎臓、背骨、腹筋など種々の臓器の検査を何度くりかえしてもどこにも異常が見られない。その都度、それぞれの臓器は大丈夫だと説明しても、しばらくの間、症状が和らぐが、そのうちにまた似たような症状が出てきてしまう。あまり頑固なので今まで検査をしていないところまで念のため検査をしてみても、やはりなんともない。時間はだんだんたっていくが、症状はよくも悪くもならず、たまにかぜをひいたり、けがでもして他に痛みを訴えている間は不思議とおなかの痛みが消えているという。

また、よく観察してみると、おなかの痛みがあるときはおなかがごろごろとよく鳴る。トイレへ行くと痛みもしばらくなくなり、すっきりする。なにかに熱中しているときはあまり痛みを感じないようだ、などと色々わかってくると、患者さんの方から「この痛みは神経のせいじゃないでしょうかねえ。きっとそうだと思いますよ」といいだし、ときには「実は今、私はこうでストレスが貯っているんですよ」といってくれるようになります。それをいえるようになると痛みの訴えが減ってきて、かりに痛くても「どうせ、そのうちに治りますから、これはもういいんです」ということで、受診しなくなり、そのままとなっていく場合がよくあります。

症状が出た場合、まず可能性の高い病気を疑って検査をすることは大切なことで、なんともなければ、順に可能性は低いが見落してはならない病気の検索に移り、その間、症状、生活との関連性の有無をさがしながら経過観察するようにしますと、かなりの頻度でストレスとの関係が明らかになってきます。

私自身もかつて腹痛と下痢がつづいた時期もありました。ちょうど一〜二年のブランクの後に、久しぶりに胃カメラ検査を再開したころでした。

胃カメラ検査のある日の朝になると急におなかが痛みだし、トイレに走ると下痢で、検査がはじまる寸前までに何回もトイレに足を運び、おなかの中がすっかり空になるくらいでようやく落ちついて、あとはけろっとして仕事ができるのです。こんなことが一〜二か月間、つづいたでしょうか。「これだけストレスがかかっているんだな」と感じ、「早く慣れてしまおう」と思い、症状を無視しているうちに、いつとはなく治ってしまいました。

これは私自身の経験ですが、人によっては便秘になる人、吐く人、おなかにガスがたまってはってくる人などそれぞれで、ストレスが解消されれば嘘のようにけろっと治ってしまうのです。心のわだかまりが自律神経を介して胃腸の動きや消化液の分泌を不自然にした結果としての症状です。

痛み止めを使っても一時的にしか効果のない場合でも、自律神経安定剤や軽い精神安定剤を使用すると症状が軽減されることが多いのです。

心の動きは外から見えるものではありませんが、胃腸の症状として心の動きがあらわれていることが多いということを知ってもらいたいと思います。

そこで、胃腸は心の鏡　胃腸の調子を整えるには精神的ストレスの解消を。

は　腹を立てずに　話せばわかる

——精神的ストレス解消法

精神的ストレスは、人間関係がうまくいっていないときにもっとも高まりやすいようです。とくに職場や家庭の中で疎外感を覚えるようなことがあると、人のいうこと、なすことが自分に対して冷たく、批判的に感じられてくるもので、よけいみんなの中にはいって行きたくなくなり、話をしなくなっていくものです。

どうしても話さなくてはならない場合、用件のみポツンとそっけなくいいがちで、聞く方はいやな気分になり、返事もおろそかになってしまうでしょう。そうなると人間関係はますます悪くなりお互いだまりこくってしまいます。

そうしていると、余分な物音が耳にはいり、ドアの閉め方、ものの置き方、足音、はてにはものの食べ方までクチャクチャ、カシャカシャうるさいなんてことにもなりかねないでしょう。

別に相手をにらんでいるわけでもないのに、たまたま視線があっただけでにらみつけていた、疲れて「あ〜あ」とアクビをしても、あてつけに「あ〜あ」いわれているように誤解し、二人で力をあわせてやれば簡単にできるような仕事でも、むりして自分だけでやろうとして失敗したり、腰を痛めたりして、よけい調子を崩してもそのことを相手に知れるのがしゃくになり、黙っていれば痛みや苦しみはつのるばかり。

相手が普通にしていても、それすら気に入らず、ひとりクサクサしてしまう。そうなれば、ますます仕事の能率は上がらず自己嫌悪にも陥り、仕事をやることも自分自身も嫌になってしまうでしょう。増々、他の人が自分をどう思っているだろう、きっと軽蔑しているにちがいないと感じ、身の置き所のない、胸のつまる一日となってしまいます。

このような精神状態が長くつづいていると、肉体的にも変調をきたします。

不眠、肩こり、頭痛、だるさ、疲れやすさ、食欲不振、胸苦しさ、窒息感などからはじまり、手のしびれ、手の動かしにくさ、あちこちの痛み、とくにみぞおちのキリキリした痛みなどがあらわれやすいのです。

これは、精神的緊張状態が過度につづいていると副腎皮質《ふくじんひしつ》ホルモンの分泌が高まり、血管を収縮させたり、血圧をあげたりします。胃の粘膜の血管が収縮して血流量が減ると、血液（弱アルカリ性）による胃酸の中和作用が鈍り、食べ物のかわりに自分の胃を消化してしまって消化性胃潰瘍ができてしまうかもしれません。

血管が縮まって皮ふの血のめぐりが悪くなれば、しびれたり病んだりもしやすくなります。気持が滅入ってしまい、そのままほうっておくと突然倒れたり、血を吐いてショック状態にもなりかねません。それはあたかも電力の使いすぎで、電気のブレーカーが切れるようなもので、今までどおりの生活は送れなくなってしまいます。

こうして、ようやく原因となっていたであろう悪い人間関係から一時的に遠ざかることができるわけですが、肉体的ダメージは大きく、ときには命とりになることすらありますし、そうまではならなくても仕事はできず、収入は減り、経済的にたいへんとなり、家庭や職場に大きな混乱や損害をもたらすことでしょう。

病気になってよかったというような病気はなく、やはり本人もまわりも病気にならない方がよほどよいのです。ですから、ふだんから精神的ストレスをうまく解消する方法を身につけておくことが大切となるのです。

自分の考えや気持が正しく相手に伝わらないとき、私たちはストレスを感じます。考えや気持を伝える手段として言葉を使いますが、言葉には色々な意味があり、ニュアンスがあるため、相手の立場に立ってじっくりよく理解できるように話したり書いたりしないと、誤解

を招きやすく、よく話してみると、

「なんだ、そういうことだったのか。それならば自分も同じ考えだ」

「そういうことならよくわかった」

ということになり、お互いにわだかまりが解消されて、理解しあえた喜びに変わることでしょう。

その際、単に言葉のやりとりだけでなく、そこに顔の表情が加わってさらに効果はあがることでしょう。相手に顔をむけ、にっこりと笑顔がつくれればもうそれだけでわかりあえることだってありえると思います。それは、いくつもある言葉の意味をお互いによい方にとりあえるからでしょう。

腹を立てずに話せばわかるで、ストレスを解消してみましょう。

め　目は口ほどに物をいい

――顔の表情と心

胃腸が心の動きを症状として映し出す以上に、顔の表情は人の心のようすをあらわしやすいものです。うれしいとき、悲しいとき、怒っているとき、迷惑がっているとき、かかわりを持ちたくないとき、反対意見を持っているとき、不信感を抱いているとき、相手をバカにしているとき、無視しているとき、感謝しているとき、驚いているときなど、顔の表情に微妙な変化があらわれます。それらを表情に出さないようにしていても、それもかえって不自然さとして表情にあらわれることでしょう。

私など、心の移り変わるごとに自分の顔の微妙な変化を鏡の中に見て、こんないやな顔つきをしていたのかとギョッとすることがあります。

四〇歳をすぎたら自分の顔に責任を持てといわれていますが、いつも同じような表情をつづけていると、いつも使われている顔面の筋肉がきたえられ、顔の形や表情も固定してきてしまうことは充分考えられます。いつも目をつりあげたり、口をとがらせて怒っていたり、ひと目を気にしておどおどし、目をふせて他人と視線があわないようにしたりすると、そういう表情が印象として他の人の記憶に焼きついてしまうことでしょう。

逆にいつも明るくほがらかに、ものごとにこだわらずおおらかにすごしていれば、顔の表情にもそれがあらわれ、心の中にも記憶されるであろうと私は思います。

年をとるにつれて、肉体の老化は一定程度やむを得ぬものだと思いますが、心は年とともに衰えるなどとはいわれていません。むしろ年とともに豊かに成熟していくものだといわれています。

ものごとを総合的に、包括的に見ることができ、苦いもからいも知った上で対応でき、自らなにかを成しとげた満足感をバックに、堂堂とした、落ちついた悟りの境地にはいっていける条件がそろってくるのではないかと思われます。そして、特別に口に出さなくても目がそれを示していることでしょう。

に　にこやかな笑顔絶やさず　老い知らず

――ストレスと仲間づくり

ストレスの多い社会で、どうしたらにこやかな笑顔を絶やさずにいれるのでしょうか。いっしょに考えてみましょう。

まず、笑顔になるときはどんなときか考えてみてください。

おいしいものを食べて満足したとき、ぐっすり眠ったあと、知りあいに会ったとき、自分と同じ考えの人と話しているとき、まわりの雰囲気が明るく楽しく自分の気分もよいとき、ものごとが望んだ方向にむかっているとき、自分が理解され評価されたとき、相手に気持が通じたとき、誤解が解けたとき、愛する人がそばにいるとき、美しいものを見たり聞いたりしているときなどが考えられます。大きくまとめてみますと、食べる、寝る、飲む、仲間をふやすなど、人間の本能的な欲求が満たされたとき、自然にあらわれるのが笑顔なのではないかと思います。

これは、赤ちゃんのようすを見ているとよくわかるように思います。顔をくしゃくしゃさせてギャーギャー大声をあげて泣いていた子が、おっぱいを腹いっぱい飲むとにっこりとほほえんで、そのままですやすやと眠ってしまいます。笑顔の作り方を誰が教えたわけでもないのに、なんとすてきな笑顔を作ることでしょう。世の大人たちはこの笑顔を見て、自分もいつの間にか同じ笑顔を子どもたちに見せていることでしょう。

おっぱいだけでなく、おしりが汚れて気持悪かったり、一人でさみしかったりしても赤ちゃんは素直に泣き叫びます。自分の要求が満たされるまで泣きつづけ、満足するとピタリと泣きやみます。生まれてから日がたつにつれて、その要求も複雑なものとなってきますが、基本的には本能にもとづいているようです。

今、私たちは食べたり飲んだりすることでの不満は、昔と比べたらかなり少なくなってきていることと思います。逆に家庭生活一つとってみても、家族の一人ひとりが個々バラバラになりやすく、学校や職場でも互いに競争させられ、分断されてきているのではないでしょうか。

こういう中で、小・中学生の子どもたちの悩みの多くは友だち関係にあるようで、仲間はずれにされたり、友だちがいないというようなことがなににも増して悲しく、辛いこととなっています。ときには自らの命を断って、この悲しみから解放されたいと考えるようなことすらあるのです。

こう考えてみますと、いつも笑顔を絶やさずにいるための条件としてとても大切なことは、いつも仲間がいる、一人ぼっちでさみしい思いをしていない……、ということなのではと思います。それはどんな仲間でもよい、家族でも、友だちでも、職場の仲間でも、趣味や様々な活動を通じての仲間でもよい、宗教でもよい、どういうレベルの仲間でもよいと思います。

しかし、現実問題としては、人とのつきあいがストレスのもとになってしまうようなことが多いのはなぜなのでしょうか。それはその社会がどこかおかしいのだと思います。

ヒトはあたりいっぱいいても、ヒトとヒトとの心の行き来がなされていないためなのでしょう。互いに心を閉ざしてしまっていると、都会の雑踏の中でもたった一人ぼっちになってしまいます。逆にたった一人でジャングルに住んでいても常に家族のこと、仲間のことを考えつづけていれば、気も狂わずに生きのびることもできるのでしょう。自分から積極的に仲間を作り、仲間の中にはいるようにして、笑顔を絶やさず生きていきたいものです。

り

リラックス　気張らず気楽に

――気苦労、頭のきりかえ

仲間の中にはいっていこうとしても、どうしてもみんなとうまくいかない場合もときにはあるでしょう。あまりこまかなことに気を使いすぎるのもよし悪しで、苦労ばかり多くて仲間づきあいでの効果が逆に落ちている場合もよくあります。自分の責任をしっかり果たそうとするあまり、がんばりすぎて、かえってまわりがチャランポランに見えてきて、途中で自分の方から嫌気がさしてきたりする場合もあるでしょう。

よく、とてもはりきって活動していた方が急に姿を見せなくなってしまい、そのまま落ちこんでしまったというようなことを耳にしますが、ほんとうに残念です。

私もどちらかというと「熱しやすくさめやすい方で、これと思ったら馬車馬のようにまっしぐらに突っ走るが、興味がさめてしまうと見向きもしなくなる」と、よく夫からいわれます。あまり張りきりすぎて、自分一人でなんとかしなくてはと考えずに、多少、まわり道をしてもよいから、みんなの力で同じ目標を達成させればよいと考えれば、ずっと気が楽になるでしょう。なかなかそのように考えられずイライラとし、空まわりして、一人ですり減って後になにも残らないと感じてしまっているような場合でも、同じような考えを持った人と意気投合すると、驚くような仕事もしてしまうかもしれません。

誰とでもうまくいくという特技を身につけていない人は、それを身につけるための努力をする一方で、自分と気のあった新しい仲間を広くさがす努力をしてみたらどうでしょうか。

自分が置かれている立場のみにこだわりすぎると、にっちもさっちもいかなくなり、視野が狭ばまり、ストレスが高まってダウンしてしまうこともあると思いますので、そうならないうちに考え方をちょっと変えてみるのもよいのではないでしょうか。

ゆ　行く末を安ずるより　今の生き方　問い正そう

――医療費と軍事費

気楽に気長になんていっても、そう、やすやすなれるものではないようです。実際には私たちは毎日様々な不安をいだいて生きています。

「自分もだんだん年をとっていく。体も思うようにゆうことをきいてくれない。いつ病気で倒れるかもわからないのに、医療費の自己負担や保険のきかないものが増々増えそうだし、もしも寝たきりにでもなってしまおうものなら、この先の生活費はどうなるのだろう。医療費が払えなくなって病院から追い出されるのではないだろうか。子どもたちに迷惑をかけるのはいやだ。病気にはなりたくない。でも、誰だってなりたくて病気になぞなるわけではない。いざというときに備えて貯えてきた貯金の価値がどんどんさがり、一方、医療費は莫大に増えているようなのでなんの足しにもならない。子どもたちを無我夢中で育ててきたが、世間の荒波の中でいつ大波にさらわれ、転覆しないともかぎらないし、自分たちの生活を守るのに精いっぱいで年寄りの面倒をみる余裕はないだろう」

こんな不安をいだいている人はきっと多いのではないでしょうか。

さらにまた、毎日のように報道される痛ましい交通事故や恐しい幼児殺人事件、国民がこぞって反対しても強行に通されてしまった消費税と表裏一体の軍事費の異常な伸び。自衛隊を憲法違反と判定できない最高裁判決、「日本はアメリカの核の傘に守られていながら防衛費の出し方が少なく、貿易黒字国となっているのはけしからん。もっと西側諸国の一員としての防衛上の責任を負担すべきだ」とするアメリカの考えの露骨な押しつけと、それに結局は屈服する自民党の政治。日本に核兵器が持ち込まれていることは誰が考えても明らかなのに、「アメリカが持ち込んでいないといっているのだから、持ち込まれていないと信ずる」という政府の答弁とそれがたいした問題とされない政界などなど、私たちの身のまわりには不満、不安材料がいっぱいあるように思います。

戦争を永久にやらないと決意した日本国憲法はいったいどこへ行ってしまっているのでしょうか。戦争をやらないはずの国がどうして世界第七位（二〇二四年）の軍事大国なのでしょうか。日本国民はこのことをいったい知っているのでしょうか。知っていたらどう考えているのでしょうか。

かつて次女たちが小学校卒業記念に「憲法と私達の生活」というテーマで文集を作りましたが、その中に、

「日本はもう戦争は永久にやらない。戦力は持たないとちゃんと憲法に定めてあるのに、自衛隊という名の軍隊があるのは絶対におかしい。自衛隊はほんとうは私たち国民の命を守ってくれるんじゃなくて、よその国と戦争をやるための訓練を毎日やっている。私たちの命を守るために戦車や戦闘機なんて必要ないと思う。そんなものを買うお金があったら学校を

もっと建てて誰でも行きたい高校へ行けるようにしてほしいし、お年寄りの医療費も無料にしてやってほしい。また、アフリカなどの飢えで苦しむ人たちの命を救ってやってほしい」と子どもたちが書いているのです。とかく「今の子どもたちは……」といわれている中で、小学六年生がこういう考えを持っているのに、私たち大人はいつの間にか鈍感になってしまっているのでしょうか。

最近、NHKのテレビで「自衛隊を七〜八割の日本人が認めている」と報じていましたが、ほんとうなのでしょうか。私はこのあたりに大きな行く末の不安を感じざるをえないのですが、あなたはどうお考えですか。

私は子どものころ、戦争の悲惨さを大人から聞くたびに、「どうしてそんな戦争許しちゃったのか、どうして反対しなかったのか」と責めたものです。「自分たちがくい止められなかったから結局、自分たちが苦しい思いをしたんだ」とまでいったような気がします。

しかし後になって聞けば、あの戦争に反対したために牢獄に入れられ、拷問にあい、そのために殺された人たちまでいたということ。そしてこういう人たちは国賊とされ、犯罪者、悪人、恐しい人、アカとレッテルをはられ、いくら心の中で戦争はすべきでないと反対の気持をいだいていてもそれを口に出すことすらできず、みんなでまとまって反対してそれをくい止めるというようなことはできなかったのだとわかりました。しかし、今の子どもたちの大人を見る目は、かつて私が大人を責めたときと同じなのではないでしょうか。

しかも、今は昔とちがって見ることも聞くことも、いうことも団結することも、一応は保障されています。しかし、そのことをなおざりにしているうちに、また、いつの間にか正しいことを正しい、誤まっていることは誤まっているといえなくなってしまうような世の中に逆もどりしてしまうかもしれません。

国家機密法（スパイ防止法）だとか、拘禁《こうきん》（二）法が成立してしまっているのです。こういうことに関心を示さずに、その日その日のことに目を奪われていると、いつか来た道に逆もどりしてしまうでしょう。

「明日のことはわからない。一寸先は闇だ」などと感じさせられることが多いようではありますが、実際はなにか悪いことが起こっても、神様のおぼしめしや自然現象ではなく、人がたくらんだり仕かけたりして着々と準備がすすめられていて、あるとき完成して国民の目に見える形であらわれるのだということを考えてほしいのです。

そうだとわかりさえすれば、この先どうなってしまうのだろうかと、あれやこれや、ただ心配してみてもはじまらないことに気づきます。一部の人たちに都合のよいことばかりさせておかないで、より多くの人たちが共通にいだいている願いや希望がかなうように、みんなで社会の構造や機構を変えていくことも可能なはずです。

どんなに巨大な事業もごく少数の人たちだけで成しとげたわけではなく、数かぎりない無名の人々の血と汗、涙の結晶として成しとげることができたのだと思います。

今、自分自身がなにを目標に、どんな生き方をしているかということが将来の自分の姿を決めていくといってもよいでしょう。もちろん、なんでも自分の期待通りになるなどということは考えられないでしょう。なぜなら、一人ひとりが考えることは微妙なちがいがあり、すべての人の思い通りにというわけにはいかないというのは当然のことです。

大筋で自分が望んでいる方向であれば、それでよしとしなければなりません。逆に正反対の方向にむかって進んでいることがわかったならば、できるだけ早いうちに方向転換させるような働きかけをしようではありませんか。目先の損得にとらわれずに、先を見通してこれでよいのかどうか考えてみることが、とても大切なのではないかと思います。

行く末をただ安ずるより、今の生き方　問い正そう。

〔資料〕パンフレット「あなたの目、耳、口ふさぐ、国家機密法（スパイ防止法）」（日本共産党発行一〇〇円）

も　持とう生きがい　若さの秘訣

——病気と生きがい

自分は今、なんのために生きているのかということをはっきり自覚して、毎日をすごしている人はそう多くはないでしょう。実際はそれぞれなにかのために生きている、と私は思います。そのなにかがなくなったとき、見失なったとき、私たちは生きがいがなくなってしまったと感じるでしょう。

生きがいは人それぞれで異なっていますし、同じ人でもそのときどきでちがったものだったり、一つだけのときもあればいくつも持っている場合もあるでしょう。そして、なにか一つをかりに失なっても、他のことが生きがいとなって生活しているのではないでしょうか。

しかし、中にはどうしても生きがいが見い出しえなく、惰性で生きつづけているだけというように見受けられる人もいます。

肉体の病気はほとんどないのに、どうしてもなにかをしようとする意欲がわいてこなく、ごはんを作ったり、身のまわりのことをするのもおっくうで、一日中寝たり起きたりだけですごしておられる人もあります。そういう人は、はじめはたいしてどこも悪くなくても、そうしているうちにだんだん体のあちこちが弱まり、しだいに肉体の病気になってしまう場合があります。

外からのなんらかの刺激で少し動いてみようかと思っても、しばらく使わなかった足腰はたまに使うとすぐに疲れたり、痛んだりしがちです。足腰にかぎらず、人間の体は使わずにそっとしておけば、痛みがこないどころか働きが落ちてしまうようになっていて「別にむりしたわけでもなく大事にしていたのに、今までできたこともできなくなってしまって……。もうだめだ。これ以上どうしようもない」とよけいガッカリきて、それが体を使わなかったためだとはなかなか気づきにくいようです。

こういう心の状態の人は、いくら年齢は若くても見るからに老けて見えるものです。

心のようすが体にあらわれることをお話しましたが、「もうなにもできない。だめだ」と思う心のあらわれは目の輝やきを失ない、筋肉の緊張を落とし、血行を悪くし、皮ふの張りやつやをなくしてしまいます。物事に対する反応も鈍くなり、自分の考えや意志を表現することもなくなり、表情はしだいに乏しくなっていってしまいます。

こんな状態であっても、なにか一つでも生きがいが持てるようになってくると、どこからともなく生きるエネルギーがわきあがってくるというか、そそぎこまれるというか、とにかく体にエネルギーが満されていくのを感じられることでしょう。

そうなると、寝てなんかいられません。起きあがってなにかをはじめ、やってみると思ったようりうまくいき、もっと早く、多くやりたくなってきます。他のことに時間をさかれるのがいやになり、他のこともどんどん早く仕あげてしまって、自分のめざすもののために時間の確保をするようになるでしょう。次々に思いをめぐらし深まっていくと、それとの関係でもっと他のことも知る必要もでてきて、やりたいこと、やらなければならないことがどんどん多くなることでしょう。

なにもやる気がしない、ばかばかしい、世の中がおもしろくない、生きているのもつまらない、などと感じていたころとはまるで人が変わってしまうことでしょう。そうなれば、今まで表面にあらわれていた体の病気もよくなり、うそのようになんともなくなってしまいます。そして何歳も若がえったように見えてきます。

私は病院で多くの患者さんたちと接してきましたが、生きがいを持っていない人の病気はなかなか治りません。かといって、どこかに決定的な病気があるわけでもなく、治療法に苦慮しています。

生きる望みを失なってしまっているような人の治療法は、生きがいを持てるようにすることでしょうが、生きがいというのは自分が見い出すもの、持つものなので、まわりが色々働きかけてもなかなかむずかしいのです。

ほんとうは、内科医のやれる仕事ではないかもしれませんが、病気の原因をとり除いて、自分で治す力を援助することが医師の仕事であるからには、原因が生きがいを見い出せないということにあるならば援助にしなければならないと私は考えています。

では、生きがいとはどのようなときに見い出されやすいのでしょうか、考えてみたいと思います。

自分が誰かから必要とされていると感じられるとき、もしも自分がいなかったら、誰かが悲しんだり困るだろうと思われるとき、自分のことを誰かが気にかけていてくれると感じられるとき、自分は今仲間の一員だと感じられるときなどに生きがいのようなものがおぼろげながら感じられるのではないかと思います。

ですから、患者さんに生きがいを見い出してもらうためには、患者さんとのかかわりのある人たちの協力が必要になってきます。私たち医療関係者もその一員ですが、患者さんに興味を示すこと、その人の考えや生きざま、今まで生きがいとなっていたことについて知るこことが大切となってきます。その中にヒントがかくされていそうだからです。

しかし、こういう人の場合、あまり話をしたがらないのがふつうで、言葉として聞き出すのは困難なことが多いので、色々な働きかけをし、それに対する反応を見、それらを集約して、少しでも興味を示したことを中心にさらに働きかけるようにして、仲間として引き込むようにしてみたり、興味のありそうなことを手伝ってもらえないかどうか頼んでみたりします。当面、生きがいとなるようなことを見い出してもらうようにしていますが、もっとこうしたらよいという方法がありましたら、ぜひ教えていただきたいと思います。とくに教育や宗教関係者の方々の力を貸していただかなければならないだろうと思います。

生きがいを見い出しえない人に生きがいを発見してもらえるような、なにかをすることを私自身の生きがいにしたいと、考えているところです。私に生きがいを持たせつづけてください。

持とう　生きがい　若さの秘訣。

あ　頭使って　呆け防止

——老人呆けと対策①

生きがいを持っている人は呆けにくい、ということもたしかめられてきています。

ところで、呆けとはいったいどういう状態をいうのでしょうか。

呆けとは、「一度、獲得した知的能力の低下により、自己や周囲の状況判断が不正確になり、適切な対応がとれなくなり、自立した生活が困難な状態」と定義されています。

ここでいう知的能力とは記銘力《きめいりょく》（あらたに覚える）記憶力、思考力、判断力、知識、関心、勘、学習能力、ある精神的状態の維持、環境に応じた反応力などのことをさしています。これらは大脳の働きで、主に側頭葉《そくとうよう》や前頭葉《ぜんとうよう》の働きといわれています。

脳は使わないでいると衰えるといわれていますが、これらの働きが落ちてくるといったいどんな症状が出てくるのでしょうか。

最初から呆けの特徴といわれるようなひどい症状が出てくるわけではなく、ごく軽い異常や変化からはじまり、治療しないとしだいにその症状がめだってきて、さらに新しい症状が加わってきます。

呆けの初期の症状として、先の見通しが甘くなる。発想が乏しくなる。仕事がてきぱきと進まなくなる。好気心が低下する。いくつかの仕事を同時にできなくなる。根気がなくなりすぐに投げ出したくなる。他人に頼りがちになる。人生を楽しむ傾向がなくなる。新しいことになじめなくなる。頑固で他人の意見を聞こうとしなくなる。身なりや身のまわりに無頓着になる。動作や話し方がのろくなるなどの症状があらわれやすいのですが、それらの症状は、いつも生活をともにしている人がちょっとおかしいかなと感じられる程度のものです。では、どのようなときに呆けやすくなるのでしょうか。また、どんな人が呆けやすいのでしょうか。

よくありますのが、いわゆる定年後呆けです。

役人や警察官、学校の先生、会社の役員など主に管理職にあった人で長い間、建前や規則の鋳型にはめられ、いつも他動的な生き方を強いられて生きてきた人が、定年退職したのち急に呆けはじめるということが多いようです。趣味やライフワークのない人はそのような傾向が強いといわれています。

社会とあまり関係を持たずに、子どもや夫のためにだけ生きてきたような女性も、子どもたちが独立した途端、あるいは夫を失なったとき急に呆けることもとても多いのです。

まさに生きがいを急に失ない、他に生きがいを見い出しえないようなときに急激な呆けに陥りやすいのです。

さらに、性格的に呆けやすいタイプの人は、頑固、短気、短絡的で粘着性が強く、くよくよこだわり、自分のからに閉じこもりがちで、いつも不満ばかりいっていたり、ものごとに無関心、無感動で、情がなく、なげやりな人だといわれています。こういう人は、ユーモアや冗談が通じなく、遊ぶことを知らず、人生を楽しめないタイプの人のようです。

脳の働きからいえば、脳の右半球をあまり使わない人が呆けやすいのだそうです。なお、右半球の働きは、音感、メロディー、絵画、スポーツなどの趣味的なものとかかわっているといわれています。

「どうも、自分もそんなタイプだからやがては呆けてしまうのか」

などと悩むことはありません。なぜならば、どんな病気にも共通していえることは、ある病気にかかりやすい素質があっても、その病気がかならず発症するということではなく、素質に加わえて病気を発症させる誘因が加わってはじめて発症するとされているからです。

ですから、たとえ自分の性格が呆けやすいタイプだったとしても、そのことに早く気づき、そのときから呆けやすくないような生活をつづけるよう努力すれば、まだ間にあうからです。仕事以外に生きがいがなかった人は、ぜひなにか新しく生きがいになるようなものを見つけ出しましょう。どんなことでもよいですから、一歩踏み出してみたらどうでしょうか。

長年、自分がやってきた仕事を他のことに活かしてみる工夫もよいかもしれません。まったく別のことをやってみるのもよいでしょう。

畑仕事などしたことがないというような人でも、見よう見まねではじめてみるとけっこうおもしろくなり、夢中になって植物の世話をするようになったなどとよく聞く話です。

子どものころや若いころやろうとしてできなかったことや、やっていたことなどを思い起こしてはじめてみるのもよいでしょう。

語学などに挑戦してみるのもよいでしょうし、書道や絵画や楽器の演奏なども呆け防止におおいに役立つようです。ものを書くこと、まとめること、思いめぐらすこと、連想すること、新しく造りだすこと、作り替えること、記憶をたどってみることなどなんでもよいと思います。

碁や将棋をはじめたり、俳句や短歌を作ったり、手芸でもかまいませんからはじめてみましょう。自然とのふれあいが多く持てる虫や小鳥、魚を飼うなども楽しいでしょう。野花の写生や毎日の散歩などもよいでしょう。とくに、一人ではなく、仲間といっしょにできるとさらによいでしょう。

趣味と実益をかねて、不要品から新しいものを作りだすなどもきっと楽しいでしょうし、消費税も関係なしで胸元がすっきりすることでしょう。次はなにを作ろうか、どうして作ろうか、それを誰に使ってもらおうかなど色々頭を使っているうちに呆けも寄りつくひまがありません。ますます冴えて若わかしく見えることでしょう。

自分の人生、自分で切り開くのは若いときだけの特権ではないと思います。

頭使って呆け防止しましょう。

〔資料〕金子満雄著「脳が壊れるとき」

る　ルンルン気分　いくつになってもよい
――呆け対策②

呆けないようにと思ってはじめたことがだんだん楽しくなり、つい夢中になってしまうことも多いようで、夜、寝ていてもいつの間にかそのことで頭がいっぱい。「明日の朝は早く起きてああしよう、こうしよう」と、まるで子どもの遠足や運動会のときのようなうきうきした気分です。

自分の好きなことをする前に、家庭の役割り分担があればそれを先にすませてしまって、あとは自由。ゲートボール、歌におどりにおけいこにと心も軽く身も軽く、いそいそと出かけて行く。

行く先々に友だちができて、話もはずむ。作品の見せあい、交換にはじまり、世間話、健康のこと、イベントやバーゲン、温泉のことなど話がはずむ。今度はみんなであそこの温泉に一泊で行ってみましょうか、というような話にもなり、時間とお金の調整で頭を使う。

できるだけ食べ物なども持ち込み自由で安い宿をさがし、それぞれ自慢料理一品ずつ約束する。みんなに食べてもらうんだから腕をふるって作りましょうよ、とはりきってメニューを考える。あのときのあれは好評だったし、今だと材料もそろう。

うちの菜園のあれとあれは使えるし……、などとなり、菜園の方ももっと色々なものを作っておこうなどという思いが浮かび、いつごろ種を蒔くのかなあ。土は砂土がいいか黒土がいいか、やせた土でも育つのかなあ……。そういえば、誰々さんの家で作っていたようだったから聞いてみよう……。なんて、電話をする。

ついでに温泉旅行もさそう。

「ちょうど苗がまだ残っているから、あげるよ」なんてうまい話になり、さっそく畑へ出かけ植える用意をする。苗をもらって植えながら、その友だちの悩みごとや心配ごとを聞く。誰かにしゃべってしまえばあとはすっきり、野菜の物々交換と旅行の約束をして別れる。

家に帰ってみれば、老人会の仲間から電話。講演会や演芸会運動会なども老人会で独自に学んだり、楽しんだり親睦を深めたりしている。そんなことでお茶飲み友だちもできて、知らない人に夫婦とまちがえられたなどと笑って話す。

「こんなばあさんじゃ、じいさんじゃしょうがないねー」

などといいながらも、悪い気分はしない。仕事や家事にしばりつけられていて、伸び伸びできなかった時代がうそのように羽をのばし、揚々としてくる。

若い人たちはそんなようすを見て、「自分の年を考えてみたら……」などと茶化すかもしれませんが……。

ルンルン気分　いくつになってもよい。若者だけの特権ではない、と思いませんか。

ぬ

塗りつけるより　内からこぼれる美しさを

――顔のしみ、しわ

ルンルン気分で若がえり、元気に働いて汗をかき、冷たい清水で顔を洗ってさっぱりと、血行もよくなり、ほほにも紅がさし、しわも減って艶も出て……、なんていうのはとてもよいことです。

ルンルン気分はよいけれど、顔にベットリ白粉をぬりつけ、真赤な口紅、ほほ紅、アイシャドーにつけまつ毛、趾《あしゆび》までまっ赤にぬりつけてフィーバーしていたら、ちょっと身ぶるいしてしまいます。

化粧する、しないは個人の自由だとは思いますが、私はなに一つ化粧していない子どもたちの美しさ、愛らしさの源がなにかを考えてみるとき、化粧がその人の美しさを見せてくれるものとはどうしても思えないのです。汚れや醜くさを表面的に隠すことはできても、もともと美しいものにそのようなことをする必要性はないでしょう。

厚化粧をして顔がこわばり、笑顔になると目尻にしわがよるからと目をつりあげて、顔をこわばらせているお面のような顔を想像しただけでも寒いものを感じてしまいます。肉体の健康、心の健康のあらわれとしての顔の表情は塗りつけられるものではない、と私は思います。

塗りつけるより内からこぼれる美しさを。

〔資料〕

・皮ふの色は、メラニン色素の多い少ないにより黒っぽくなったり白っぽくなったりします。日光にあたると、紫外線によって皮ふの色素細胞（メラニン産生細胞）が刺激されてメラニン色素が多く産生し、皮ふは色黒となります。

・頬が赤い人はいかにも健康そうに見られがちですが、くり返される日光照射や皮ふ炎、急激な肥りすぎなどによって皮ふの表質という部分が薄くなってしまい、毛細血管がすけて見えているためです。

・また、きびしい寒さにあって皮ふの毛細血管が拡張しっぱなしになってしまったためのものもあります。

・皮ふがカサカサする場合、体質的なもの（尋常性魚鱗癬・アトピー性皮ふ炎など）もあり、皮ふの皮脂腺、汗腺などの発達が悪く、皮ふの水分、油分が欠乏しやすいので、それらを補ってやったり、アレルギー現象を治療してやる必要があります。

・しみ、そばかすの生体は、年をとるにしたがって皮ふの細胞の秩序の乱れが見られるようになりメラニン細胞の働きに乱れが生じた結果といわれています。

・皮ふのしわやたるみも年とともに皮ふの細胞の機能に変化があらわれ、皮ふの各組織の間での協調が乱れ支持組織の力が落ちてはりがなくなった状態。

「しみ・しわが増えた」石橋康正著（読売新聞社刊）

ろ

労働に生きがい感ずる世の中を

――高齢化社会

今、日本は世界でも例をみない高齢化社会を迎えようとしており、その対応が各分野で問題になっています。中でも健康の問題、とくに寝たきりと呆けに対する予防対策が急がれています。

世界一の長寿国となった日本ですが、すべての人が真に長寿を祝いあえるような世の中にはなっていない、ということを痛感させられます。

たとえば、高齢者自身が、「こんなに長く生きてしまって、若い者たちのやっかいになってしまって……。早くお迎えが来てくれないかとそればかり祈ってます」

「ちょっとのことで病院にかかったら医療費がかさみ、私ら、ただ同然で診てもらっているのだから、みなさんに悪いから今までがまんしていました」

などと、長生きしていることがあたかも悪いこと、後ろめたいことでもしているかのごとく、長寿者に感じさせてしまっている現状があります。本人は謙虚に思いやる心からそういわれているのでしょうが、そのような気持にさせてしまっている社会に問題を感じます。

私たち人間の一生をおおまかに分けてみますと、主に人の世話になっている時期と、人の世話をしている時期の間を往復しているとは考えられないでしょうか。

つまり、生まれたばかりの赤ちゃんは自分ではなにもできないのですから、全面的に親を中心とし、他人の世話になってはじめて生きていけるのです。

それが年とともにだんだん色々なことが自分でできるようになって自立し、やがて子を産み、育て、仕事や様々な活動を通じて他の人の役にたちます。やがてしだいに体力が衰えてきて、自分自身のことができにくくなってくると、再び他人のお世話になって一生を閉じていくのだと思います。

どんなにりっぱな人でも、まったく他人の世話にならずに一生をすごせるなんて人はいないのです。他人の世話にいつ、どのくらいなるかは人によって異なってはいますが、誰もできるだけ自分のことは自分でしたいと願って、がんばっているのではないでしょうか。

子どもが大人のやっていることをまねて、「自分でやるー」と主張する姿はなかなか頼もしいものですし、お年寄りの人が寝こまないように毎日ラジオ体操をしたり、散歩をつづけている姿を多く見かけ、声援を送りたくなります。

やはり、年をとってからも下の始末を他人にしてもらわなくてもすむようにしたいという願いは強く、それを具体的な目標において体の衰えを防止するための努力、工夫をみなさんしているのではないかと思います。

お互い自分のできる範囲で精いっぱい生きて、それでも不充分な場合は補いあい、助けあって、それでよしとする社会であってほしいと私は思います。そういう社会ならば、長生きしてすまないとか、若い人たちに悪いなどと感じなくてもすむと思います。安心してごくあたりまえに赤ん坊がしてもらったように、いたわりの心でめんどうをみてもらえるのではないかと思います。

こういう社会を作っていくためには、すべての構成員が常に自分の力のかぎりで自立をめざし、さらに他人のためになにかをすることが人生の喜びと感じられるような意識の高まりを、みんなで培っていかなければならないでしょう。

働くという字は、人が動くと書きますが、その読み方は人が動いてはた（他人）を楽にするとも読めるのではないでしょうか。誰でも働くことに生きがいを感じられる世の中を作りたいものです。

他人のことなどかまわず、自分はできるだけ楽をしてすごそうと考える人が多ければ、結局、長生きが幸せに結びつかない世の中になっていってしまうと思います。せっかく長生きしたのに、最後になって肩身が狭い、つらい思いをしなければならないなんて、いやですね。

体力の衰えにともなう、日常生活の自立困難な状況をできるだけ軽くする努力と同時に、そのような状態になること自体、人の一生で避けて通れぬ時期と自覚し、素直に受け入れ、へんに卑屈にならないようにしたいものです。そして、いくら足腰は弱っても、それだけ長く生きてきたという重みは消えるものではなく、その経験をのちの世代に伝えていくことは充分できるのです。

一人の人間がこの世に生きていた証しをどんなことでもよいので、のちの世に残して伝えたいという願いは、子孫を産み育てて種族を増やすという動物的、本能的なものをも越えた人間特有の願いなのではないでしょうか。その願いを誰もがかなえられるような社会のしくみをしっかりと作っていく必要があると思います。

つまり、若い者とお年よりの日常的な交流をもっと活発にして、お年よりは思う存分自分を表現し、のちの世代はそれらをしっかりと吸収し、自分の生き方と統合させていけたら、肉体は朽《くち》ても、その人は後世生きつづけることができるでしょう。

たとえ、いくら年をとって体を動かすことができなくても、身体障害者で自分の身のまわりのことができなくても、他人を楽にすることはできます。赤ちゃんの笑顔、その存在自身がまわりの人を幸せな気持にさせてくれているように、その人の存在自身がまわりの人たちの生きがいにもなりえるからです。

まわりの人が生きつづけていく上で楽になるような関係と社会を作っていきたいもので

す。そこではまさに働くことが楽しく、人生そのものとなるのです。

高齢化社会の到来をあたかも恐しいことがやって来るようなイメージでふりまき、税金として国民から集めたお金の使い道を、国民の老後の幸せを保障するために使うのではなく、大企業に貸してやったり（財政投融資）、死の商人から武器を買わされたりするような政治はもうごめんです。

誰もが「長生きしてよかった。人間としてこの世に生を受けてよかった」と感じて、この世を去っていける世の中は、その気になればきっとできると私は信じています。

なぜならば、人間社会を作っているのは私たち人間自身だからです。

ま　まじめに生きてまともな生活
――過労死

こんなことをいうと「そんなことは夢だよ。世の中そう甘くないよ」といわれるかもしれません。

毎日、朝早くから夜遅くまで汗水流して働いて、子どもたちが家でなにをしているか、どんな悩みごとを持っているかなど知るよしもないような生活。

働きすぎのため体の調子が悪くても、もし自分が休んだら仲間に迷惑がかかることもよくわかる。がまんにがまんを重ねて、とうとう職場で倒れ、救急車で病院へ運ばれたときにはすでにこと尽きていた、というようなことまで起きています。

あと五年、四年……、で年金が受けられると指折りかぞえながら、体がガタガタでへとへとになるまで毎日毎日働きつづけてきたのに……。年金の支給年齢はくりあげられて、定年退職してからどうやって暮らしていったらよいのか。退職金は前借りしてしまっていてあてにはならないし、体もガタガタでとても再就職などはできそうにもない。子どもたちだって毎日の生活が精いっぱいで、むしろ親の年金まであてにしたいくらいだ。これでもし病気にでもなれば、いったいどうなるのか。

以前は七〇歳まで長生きすれば、そのときは病気になっても医療費だけは心配ないからと思っていたのに、今はもうそんな制度もつぶされて、話によるとかかった医療費の何パーセント自己負担というような方向で政府は考えているとのこと。重い病気になぞなったものなら、自分の病気のために家族の住むところもなくなってしまうようなことにもなりかねない。そうなったら最後、いさぎよくあの世に行くしかない……。などと、情けないことを考えてしまう人もいます。

効率的な医療だとか、快適なサービスだとか、不公平の是正だとかいうことで、改正しようとしている医療制度は、そのことばとは裏腹です。一般庶民にとっては辛く、きびしく、不安と不快とに満ちた制度となっています。

戦後のどん底から今日の日本の繁栄を生みだしたのは、戦後日本の政治を司《つかさど》ってきた人たちのおかげなどという人もいますが、実際は必死に働きつづけてきた国民一人ひとりの力に他なりません。まじめに生きてきて、まともな生活ができないなんて……。

外国からは、日本は大金持ちの国だなんて思われているようですが、なにが金持ちなものかと思ってしまいます。これだけ働いていれば、ほんとうならもっともっと生活が楽になっているはずだと思います。

外国から大金持ちと見られているように、一部の大企業には巨額なお金があまって、外国のビルや土地や企業まで買い占めたりしているのですから、そのお金が労働者の賃金にまわされていたならば、今よりはずっと生活も楽になっているはずだと思うからです。

みんながまじめに生きて、まともな生活ができる日本にしたいものです。

〈資料〉「中間報告を斬る」(全日本民医連刊)

へ 平和の願いは行動で

――生命と戦争

まじめに生きていても、どうしても人間としてまともな生活ができない、もっとも典型的な状況が戦争ではないでしょう。戦争中だったということで、人間が人間でなくなってしまった例はあまりにも多いのです。

(なんといっても)やはり平和がよい。

当たり前のことなんですが、しかし普段はあまり意識していません。ちょうど病気になったときに健康のありがたさを知るように、平和が危うくなったとき、平和の大切さがわかります。

ところで今、ほんとうに平和なんでしょうか?

太平洋戦争が終ってからすでに七八年たちました。この間、日本は直接戦争に参加することはありませんでした。今や戦争を知らない世代が国民の大半になっています。中東や中米、ウクライナでつづく戦争のニュースに心を痛めることはあっても、それは身近ではありません。かつて日本を基地としてアメリカが攻撃したベトナムや朝鮮戦争も軍需景気に目を奪われて、アジアの隣人たちの苦しみを正しく理解していなかった人もあります。

さらに、日本が戦争していたころのことを考えみましょう。

中国へ侵略戦争をはじめて、さらにアメリカなど連合国を相手に第二次世界大戦をたたかい、一五年もの間、お国のためにと私生活を犠牲にしてきた国民が、最後は沖縄で地上戦、全土に及ぶ空襲、とりわけ広島・長崎の原爆投下がありました。また、国策に沿って朝鮮や中国で暮らした人々も、敗戦による引揚げで多くの命や財産を失ないました。

侵略されたアジアの国々の犠牲は大きく、そこで日本軍が犯した野蛮な行為は、家庭にあっては、よき父や兄や夫であった人が、戦争という異常事態では人間性を失なうことを示しました。

そして戦後、もう二度と戦争をしてはならないと、戦争放棄をうたった新しい日本国憲法を手にして、天皇主権制をすてて主権在民という民主主義の生活になじんできました。経済復興はめざましく、ついに日本は世界有数の経済大国になりました。でも、国民の生活水準は西欧より低いのですから、富が一部の人に偏っているのでしょうね。その資本力で開発途上国が経済侵略を受けています。

第二次世界大戦後もご承知のとおり、世界は社会体制のちがうアメリカと旧ソ連の二大国の間でずっと冷戦がつづいてきました。絶え間なく起こった局地戦争、民族独立戦争であっても、ほとんどアメリカと旧ソ連がその背後にある代理戦争の様相でした。そして、まことに恐ろしいことには、絶えず核戦争の危機をはらんでいました。

第二次世界大戦の終わりは広島・長崎への原子爆弾投下、つまり核戦争でした。それはまさに核時代のはじまりでした。原子力開発という人類の英知が、人類絶滅の危機を産み出したことはまことに残念です。

敗戦の結果、日本は戦争放棄、つまり他国との交渉にいっさい軍事力を用いないで平和的な話し合いによる外交だけを国是としました。しかし、日米安全保障条約のもとにアメリカの軍隊の駐留がつづき、日本全土が北朝鮮・中国に対する攻撃最前線基地となっています。そしてアメリカの要請によって誕生した自衛隊は、世界有数の軍事力を持つ軍隊となり、日夜、日米共同作戦の訓練に励んでいます。まさに日本はアメリカを防衛する浮沈空母です。アメリカ軍が地球上のどこかで行なう作戦に自衛隊は必ず連動し、いざとなれば在日米軍とともに戦争に参加することになります。

旧ソ連にゴルバチョフ政権が誕生して以来、アメリカとの対話が促進されて核兵器廃絶が課題となりましたが、地上発射の中距離ミサイル廃止にとどまりました。核兵器の存在が有効だとする西側首脳は、核兵器の近代化すら進めています。核兵器による人類絶滅の危機は依然として存在し、核兵器を全廃せよという国際世論の高まりで、核兵器禁止条約が採択されたことは、画期的な出来事として全世界の人々の記憶に新しいことと思います。しかし、非常に残念なことに、日本政府は核抑止論に固執し続けて、条約の批准はおろか、条約国会議へのオブザーバー参加すらしていません。唯一の戦争被曝国民として許しがたい事態だと痛感しています。

政権の座にいる人々に戦争を起こしてはならない、ことに核戦争は人類を絶滅するから核兵器は一刻も早く全廃しなければならない、国民はそれを願っているということを強く訴え続けることが、今一層重要となっていると思います。

過去においても、いく度か核兵器が使われようとした危機がありますが、被爆国である日本をはじめ、世界の世論がそれをくい止めて来ました。

核兵器をなくせ、軍事基地を撤去せよという願いを、平和的な方法で訴えていく行動にぜひ参加しましょう。

核戦争こそはもっともひどい環境破壊であり、いのちの抹殺ですから。

と

友だちと語ろう創ろう　平和な社会

——平和と健康

科学の発達が人類に幸せをもたらしたと素直にいえるでしょうか?

便利になったことが、そのまま幸福とはならないように私は思います。もちろん昔は昔ながらに、争いがあり、ひどい差別があり、生きることのむずかしさに人々は苦しんできました。人々は豊かな生活を望み、努力してきましたし、科学が発達してきました。

しかし、物質的豊かさだけを追っていたのでは、ほんとうの幸せには到達しないと思います。他人を犠牲にして自分の幸せを得ようとすれば、どうなるでしょうか？　命を守る医学についても、道筋をまちがえるととんでもない過ちを犯します。ひとの生きる権利には、差別がないことをまず確認することが大切だと思います。

みなさんは、アウシュヴィッツを知っていますか？

第二次世界大戦は、ナチス・ドイツが隣国ポーランドに攻め込んで開始されました。ポーランドにはたくさんの強制収容所が建設され、中でもオシヴィエンチムという農村には住民を退去させて巨大なものが建設されました。そこには殺人用のガス室が五つもあり、毎日何千人もの人々が殺されました。ここだけで四〇〇万人も殺されたのです。

まさに殺人工場です。この場所をドイツ人はアウシュヴィッツと呼びました。アウシュヴィッツは、ドイツをはじめヨーロッパ各地の占領地にナチスが作った数多くの強制収容所の代表です。

なぜドイツ人がそんなひどいことをしたのでしょうか？　文化の豊かな国、敬虔《けいけん》なキリスト教徒も多いのではないか？　なぜヒトラーが率いるナチズムの狂気をドイツ国民は許したのでしょう？　それとも国民はそれを知らなかったのでしょうか？　戦争だったからやむを得なかったのでしょうか？　たしかに戦時体制でした。しかし、そうしなければ自分たちが殺されるというものではなかったのです。

ヒトラーは政権を握ると、すぐに独裁権を確立しました。ナチズムに反対する共産主義者・社会主義者がとらえられ、さらに不服従のキリスト者もとらえられ、強制収容所に入れられました。ガス室は最初、ドイツ国内で精神障害者や治る見込みのない病人を処理するために作られました。

やがてアウシュヴィッツに大規模なガス室が作られました。そしてユダヤ人は有害な人種として絶滅するため、占領下の各地から家畜用貨車で大量にアウシュヴィッツに運ばれました。

また、ポーランド人は劣等民族だからと、奴隷にするために指導的人物はとらえられました。ロシア人の捕虜もいました。アウシュヴィッツに集められて、働けない人はどんどんガス室へ送られたのです。シャワーを浴びるとだまし、裸にしてガス室にぎゅう詰めにしてチクロンBという毒ガスを浴びせ、害虫退治のように処理されました。

アウシュヴィッツで殺された四〇〇万人のうち、二五〇〇万人はユダヤ人でした。ポーランドにはユダヤ人が多いのですが、三四〇〇万人の国民の約二割がこの戦争で死に、その半分はユダヤ人でした。

なぜユダヤ人が？　二〇〇〇年前、祖国を失なったユダヤ人はヨーロパ各地に住み着き、長年ユダヤ教の信仰と生活習慣を守っていたため、ヨーロッパのキリスト教徒にはユダヤ人をけぎらいする思想がひろくありました。ヒトラーの極端なアーリア人種（ドイツ人）優越思想は、ユダヤ人を絶滅する計画にまで発展しました。

良心的なドイツ人はヒトラーに批判的でしたが、それらの人々はとらえられたり口をつむぎ、多くの国民はドイツ復興の救世主と錯覚してヒトラーを支持しました。ユダヤ人は市民的権利を次々に奪われ、ついには生存権まで奪われたのです。

かたちはちがっても、日本人も朝鮮を占領し、さらに中国を侵略して蛮行を働いた忌まわしい歴史があります。ときの天皇は神として絶対権力を持ち、従わないものは治安維持法で容赦なく処罰し、日本が神国としてアジアの支配者になることをめざして、無謀な侵略戦争を起こしました。軍国主義教育によって、日本国民はこの戦争を聖戦だと信じ込まされました。

そして日本人の心には、朝鮮人・中国人、その他の民族を蔑視する思想が植えつけられ、虐待しても平気になりました。日本軍の南京大虐殺は氷山の一角でしょう。この過ちを日本人はけっして忘れてはなりません。

日本の敗戦はヒロシマ・ナガサキへの原子爆弾の投下でとどめを刺されました。原爆は大きな都会を一瞬にして廃墟と化し、数十万人の非戦闘員が殺傷されました。

しかし、この原爆が日本を降伏させる決め手だったのでしょうか？　否。日本軍はすでに戦闘能力が極度に消耗し、もはや戦争継続する力はなく、降伏は目前でした。しかし、アメリカ軍があえてあのときに、ドイツ降伏後にようやく完成したばかりの原子爆弾を投下したのは、その威力を示して、戦後の対ソ外交を優位にすすめるためでした。

日本人が原爆の実験材料になったともいえます。絶大な破壊力とその後の世代にまで影響を及ぼす放射能兵器である原爆は、悪魔の兵器であり、製造に携わった科学者もその使用をためらっていました。ヒロシマ・ナガサキの虐殺やアウシュヴィッツは人類の恥です。日本国民は被爆者とともにノーモアヒロシマ・ナガサキを世界に訴えつづけなければならないと思います。同時に、アジアの国々を侵略し、虐殺した日本人自らの過ちを免罪してはならないと思います。

平和を脅かすわずかな兆しにも鋭くめざめて、けっしてそれを放置しないで必ず消し止めましょう。そのためには、常々から平和の大切さを語り合い、とくに若い世代につたえることが大切です。

今、残虐な映像や漫画が大人や子どもの心をむしばんでいます。人の命を奪うことが平気な風潮がひろがりつつあります。お互いに生きる権利を尊重しあう心を大切にしたいものです。

よりよい生活を築くためには、協力が必要です。他人を出しぬいたり、蹴落としたりするのではなく、助け合って生きることが明るい社会を保証します。それが健康な心です。政治のしくみも、企業のしくみもそのように組み立てられることが必要です。弱者や少数者の立場も尊重されるほんものの民主主義が求められています。

み　見い出そう　自分の姿を歴史の中に

――科学と医学

この夏（一九八九年当時）、宇宙探査機ボイジャー二号が太陽系のもっとも端の海王星に接近し、様々な情報を地球に送りとどけ、太陽系で唯一の生命を宿している地球の支配者である人類からのメッセージをのせて、まさに宇宙のかなたへ飛び去って行きました。いつの日にかまた、どこかの生命を宿す星にたどりつけるようにと、あつい期待を一身に受けて……。

ボイジャー射ち上げにかかわった数多くの人々が宇宙センターに集まり、太陽系から遠ざかって行くボイジャー二号に別れを告げましたが、その中でたいへん印象に残った言葉がありました。

「我々は今、こうしてボイジャーにさよならをいっていますが、ほんとうはボイジャーの方が我われにさよならをいっているのかもしれません。なぜならば、ボイジャーはこれからも永遠に宇宙を旅して行くことでしょうが、我々は、はたして地球上にずっと生き永らえるかどうかわからないからです。太陽系で生命を宿すたった一つの地球をみんなの手で守っていかなければなりません」

というような意味の発言だったと記憶しています（テレビで放映されたアメリカの科学者の言葉）。

ああ、私たちは今、こういうときにこの地球に生まれあわせたのです。広い広い宇宙の中で、まだ他に生命を宿す星は見つかっていない、私たちの地球がたった一つだけなのです。

それなのに、地球の上で私たちはこのままではそう遠くないときに、ひょっとしたらすべての生命を絶滅させてしまうかもしれないような危険と隣りあわせで暮らしているといってもいいすぎではない、とみなさんもお感じのことでしょう。

そうです。核兵器の存在です。これをどうするかで世界は大きく二つに分かれているといってもよいのではないでしょうか。

核兵器を即刻廃絶してしまう道と核兵器に固執しつづける道です。

今、私たち一人ひとりは、自分がどちらを進んでいるのかをはっきりさせなければならないと考えます。核兵器が今のような状態で存在しているかぎり、いつ、なんどき、誤まって核戦争が勃発しないともかぎりません。

核抑止力だ、などといってこれほどまでに核兵器を増やしつづけてきてしまったわけですが、とんでもないことです。万が一でも誤まりが生じてしまったら、もうおしまいだといわれるようになってしまっているのです。

そんなにまで増えてしまったものを今さらどうやって処分できるだろうかと、私たちは頭を悩ませてしまいます。たった一つでも広島や長崎の何倍もの惨事をひき起こすといわれているようなものが、なんと五万発（二〇二三年時は一二五二〇発）もあっては、もう今さら、どうあがいてもどうにもならないでしょう。こうなっては、運を天にまかせるしかないと考えてしまいがちです。

真の恐ろしさからのがれる手段として「あしたはあしたの風がふく」と、どこふく風のようにふるまっている人々も、できることならそんな恐ろしいものは宇宙のかなたにでも捨ててしまいたいと思っていることでしょう。

ところで、みなさんお聞きください。じつはそんな宇宙のかなたにわざわざ捨てに行かなくても、この地球上で簡単に処理できる方法があるんですって。その道の専門家によれば、技術的にはさほどたいへんなことではないのだそうです。

なぜならば、原爆の核物質であるウラン二三五やプルトニウム二三九は、一個の核兵器中にわずか一〜二kg、体積にして五〇〜一〇〇cm³で、ピンポン玉からみかん程度だそうです。世界中の全部あわせても一〇トントラック五〜一〇台で運べる、タタミ二畳の上に立法体として積まれる程度なのだそうです。また水爆の起爆剤となる重水素化リチウムの量はほんのわずかで、それを抜いてしまうと水爆も爆発しないのだそうです。これらを安全に管理することは現在の技術でも充分可能だそうです。ですから、すべての原水爆から核物質をとり除いてしまえばよいのです。したがって、核廃絶は技術的にはなんら問題なく、要はそうするための同意が得られるかどうかにかかっているのです。私は、ピースフォーカスという本でこのことを知ったとき、目の前がパッと開ける思いでした。

ちょっとオーバーな話になってしまいましたが、私たちは幸か不幸か、こういう時代にたまたま生まれあわせてしまったのですから、なんとかしないといけないのではないでしょうか。先にあげました二つの大道の中に、様々な小道が縦横に交わっていると考えますと、それぞれの道はやがてどちらの大道にいきつく道かをしっかりと見極めることが必要となってきます。この点に関してはあいまいさは許されないと思います。自分自身の姿を歴史の大きな流れの中に見い出そうではありませんか。

たった一回の人生、やり直しのきかない人生ですから、正しい歴史の流れの中に身をおいていきたいものです。その歴史の流れは、地球の平和と環境を守りつづけるという方向に向かっているものと信じようではありませんか。

とくにひとの命と健康を守ることを使命としている医師は、今や自分のところに症状を訴えて来る人だけ診察していれば、目的が果せるということではけっしてないことを知っています。

必死で一人ひとりの命を守ろうとしても、その一方であまりにも無惨に多量に命が奪われるかもしれない事態を防ぐために、全力を尽くすことが求められていると思います。

〈資料〉安斉育郎著「クイズ・反核・平和」（かもがわ出版）、同著「核戦争と地球」（岩崎書店）

わ

われらの命は尽きるとも、つづけ子孫よ

――核兵器廃絶

歴史の大道は平和と環境保護の方向にしっかり向かっているとしても、私たち個々人は、いつかは必ず死にます。どんな生き物も必ず死にます。これほどたしかなことが他にあるでしょうか。また、これほど万人に平等なことが他にあるでしょうか。

それなのに、私たちは死にたくない気持を抱いています。できることなら、ずっと生きつづけていきたい、という願いを心の奥底に秘めている人が大多数ではないでしょうか。

「自分がこの世を去ってしまったあと、いったいこの世はどうなってしまうのかということ

はなにもわからない。人類はいつまでも生きのびるのか。はたしてこの地球に永遠と生物が生きつづけていけるのだろうか。太陽系はどうなってしまうのか。宇宙は膨張しつづけて、最後にはどうなるのか。宇宙がどうなろうと、もはや自分という存在はなくなってしまっている。なんのかかわりもなくなってしまっている」

こんなことを考えて、いたたまらない気持になってしまった時代が私にはありましたが、みなさんはこんなことを考えたことはありませんか。

中学生のころ、「自分が死んで、ずっとずっと長い年月が経過し、地球や宇宙がたとえどうなろうと、今、現在、自分がこの世に生きているという事実まで否定されてしまうということはあり得ぬことだ」

と考えたときに、私はなにかほっとした気持になれたのを思い出します。

今、自分が生きていることは否定することのできない事実であり、また、何億年も前からこの地球に生物が生きつづけてきたことも否定しようもない事実でしょう。

私はこの事実をしっかりかみしめたいと思うと同時に、このことが宇宙の歴史の中であまりにも不自然な時期に過去のことになってしまうことを恐れています。つまり、「かつては、太陽系に地球という小さな惑星があり、そこには生物がいたと思われる数々の証拠が残っているが、今はそれらは絶滅して、冷たく黒い粉じんにおおわれています」

などと他の天体の生物に観察されるようなことを、私たちの世代の人類が作ってはならないという気持がこみあげてくるのです。

今、生きている私たち自身の命をこのうえなく大切にし、私たちを生かしてくれている自然環境を守り通すことによってのみ「われらが命は尽きるとも、つづけ子孫よ、未来永劫」という願いもかなうことでしょう。

また、そういう生き方がまさに健康な生き方、生き生きライフといえるのではないでしょうか。

あとがき

今から三四年前、日本人の平均寿命は八四歳でした。私は四二歳になった時、「いよいよ人生の折り返し点を通過した。これからは下り坂をころがり落ちるように、あっという間に老いていってしまうんだろう」と感じました。

そして自分の半生を振り返り、行く先を見据えるために転職を決意し、勤めていた病院を後にすることにしました。半年程の間フリーとなり、開業準備、運転免許の取得などと並行して、この本を作りました。

内容は主に、それまでの日々の診療の中で患者さんたちに話してきていたことや、健康教室などで話したことをまとめただけのようなものでした。

その後、世の中は目まぐるしく変わり、私自身も人生で最も辛く悲しい出来事にも見舞われました。それは、将来はいっしょに医院で働くことを夢みていた次女の朱実《すみ》が、二〇〇六年六月二日、こころの病の末に急逝してしまったことです。

その日から私は自分の生き方を変えました。娘が死にもの狂いで成しとげたかったこと、即ち「こころの痛みのわかる医師として、自分の経験を活かした生き方をしたい」という彼女の意志を実現するために、まだこの世に残っている私自身の身体を使って生き続けようと決心したのです。

そして、一度は自分の愛娘さえも救うことができなかった医師の仕事をきっぱりとやめて、老人福祉の仕事に就いた時期もありました。しかし、二〇一四年から医師不足のために、後輩医師たちがこのままでは過労死もしかねないというような大変な状況になっていた「元の古巣」の診療所に、出戻りとして働き始めて早や一〇年が過ぎようとしています。

この間、この本はどなたが読んでくださったのか？　廃品回収にまわされて煙と散ってしまったのか？　物置きの片隅で、カビが生えているのかは計り知れませんでしたが、このごろ、仕事が週二回のパート勤務となりました。時間的余裕が出てきたせいか、「健康寿命を延ばすには……」というようなテーマでミニミニ講演会の講師依頼が入ったのをきっかけに、久しぶりに読み直してみました。自分の書いたものなので、三四年という年月の隔たりは全く感じなく、自分自身の医療に対する思いは、あのころのままだということに気づきました。

この本の一部を中心にお話したところ、本の購入希望が何人かの方からありました。しかし、私の手元には二〜三冊しか残っておりませんでしたので、皆さんにお読みいただくために、改定版を出版してみようかと考え、出版元の東銀座出版社に連絡をとったところ、快くお受けいただき出版の運びとなった次第です。

当時の古い記述が残ったままの箇所も多々あるかと思いますし、世で一般に言う、いわゆる差別用語とされるようになったものも、あえて残したところもありますので、御容赦願いたいと思います。

例えば「認知症」は医学的用語です。昔ながらの「呆け」は、八五歳以上の半数の人がなるという、ごく一般的な用語です。

自然に親しみのわくことばとして、また私自身に対して使ってもらいたい言葉として使わせてもらっています。やさしく、こころのこもった、思いやりのある響きと感じております。

二〇二四年四月

小林 豊子（こばやし とよこ）

1947年、長野県松本市に生まれる。

信州大学医学部卒業。

山梨勤労者医療協会（甲府共立病院、巨摩共立病院）、岐阜県東白川病院、静岡勤労者医療協会（静岡田町診療所、三島共立病院）に一般内科医として計17年間勤務。

1990年2月、清水市草薙に開業。

2008年4月、特別養護老人ホーム施設長。

2014年から静岡田町診療所勤務。

著書に『こころに残る患者さん達』、『生き生きライフ道しるべ　あいうえお健康法』。

〒421-1215　静岡市葵区羽鳥5-15-2

『改訂版　生き生きライフ道しるべ　あいうえお健康法』

2024年4月1日　第1刷発行 ©

著者　小林 豊子
発行　東銀座出版社
〒171-0014　東京都豊島区池袋3-51-5-B101
TEL：03-6256-8918　FAX：03-6256-8919
https://www.higasiginza.jp

印刷　モリモト印刷株式会社